沪上中医名家养生保健指南丛书

总主编 施杞　执行总主编 李其忠 黄琴峰

常见心脑疾病的中医预防和护养

主编 林钟香　执行主编 沈琳

上海市老教授协会
上海中医药大学老教授协会 编著

复旦大学出版社

弘揚名家養生之道

服務人民健康事業

賀《沪上中医名家养生保健指南丛书》出版

陈凯先 二〇一三年 九月

發揚中華文明精髓

發展中國特色養生

賀《沪上中醫名家養生保健指南⑸五》出版

汤钊猷

二〇一三年
九月

健康来自科学的生活方式

复旦大学上海医学院内科学教授　杨秉辉

2013. 9.

常见心脑疾病的中医预防和护养

编委会

主　　编　林钟香

执行主编　沈　琳

副 主 编　李　俊

编　　委　（按姓氏拼音排序）

何　燕　李　俊　林钟香　刘　宇

沈　琳　沈维娜　汤　诺

Foreword

序 1

　　"人民身体健康是全面建成小康社会的重要内涵,是每一个人成长和实现幸福生活的重要基础。"这是习近平总书记在会见全国体育界先进代表时的讲话,说明健康对个人和社会的重要性。

　　《沪上中医名家养生保健指南丛书》是上海市老教授协会和上海中医药大学老教授协会经过协商、策划而编著的一套系列丛书,本丛书的出版得到了李从恺先生的大力支持。本丛书的总编施杞教授曾多次获得国家级、上海市科技进步奖,也曾获得"上海市劳动模范"、"上海市教书育人楷模"等荣誉称号,是德高望重的著名中医学家、上海市名中医,在中医临床上积累了丰富的经验;两位执行总主编也都有着深厚的中医学术功底和科普著作编著经验;各分册主编都是具有几十年临床经验的中医资深专家,在无病先防、有病早治和病后调养等方面都有独到而卓有成效的方法。专家们也感到,由于优质医疗资源的缺乏,每次门诊人数较多,而无法给病人解答更多的疑问,在防病和自我保健上也无法讲深讲透,因此冀望通过编著科普书籍来缓解这一矛盾。在编写过程中,他们结合现代医学知识对疾病进行分析,更重要的是把中医千百年来的实践和知识穿插其中;既考虑权威性,又考虑大众化;既继承了中医名家的经验,又奉献了自己的临证心得,体现了原创性。他们撰写认真,几易其稿,将本丛书和许多其他的养生书籍区别开来,以期正本清源,更好地为人民健康服务。

"人生百岁不是梦",但要靠自己对身体的养护和医护人员的帮助。由于非医务人员在医学知识和技能上的缺乏,建议生病之后要到正规医疗场所治疗,因此本丛书没有把治疗疾病列为重点篇幅,重点在未病先防和病后调养上。书中既有大量的食疗知识,又有简单的草药使用,还有一些健身方法,可供普通民众自我预防、调养和护理,非常实用。

本丛书将学术、临证经验和科普写作方式准确地揉合在一起,相信在防病和病后调养中能给普通民众提供更多的便利,使全民的健康水平得到提升。

王生洪

2013 年 10 月

Foreword

序2

　　近年来，随着民众物质生活水平的大幅提高，养生保健意识亦随之日趋增强。当人们衣食无忧之后，对自身的健康、自身的生命会格外珍视，古今中外，无不如此。可见，对养生保健的重视程度，是一个群体、一个地区，乃至一个民族富裕程度和文明程度的晴雨表。然而，伴随"养生热"的兴起，充斥市场的养生药物、养生食材、养生书籍、养生讲座、养生会所等也乱象丛生，良莠不齐，令人无所适从，这一现象已引起政府和民众的高度关注。有鉴于此，广大民众热切企盼中医药学各专业领域的著名老专家、老教授发出他们的声音。上海中医药大学老教授协会及上海市老教授协会协同复旦大学出版社，策划、编撰、出版本系列丛书，正是为了顺应这种社会需求和时代潮流。

　　早在中医药学的经典著作《黄帝内经》就告诫从医者：追求健康长寿，是人之常情。医生应该向患者指出疾病的危害性，使患者认真对待疾病；医生应该告诉患者疾病的可愈性，以增强其战胜疾病的信心；医生应该告诉患者如何治疗疾病和病后护养，重视患者在疾病防治过程中的主体作用；医生应该设法解除患者的消极情绪，以减轻患者的心理压力。医生的这种解释和劝慰，即便是不甚明了医理的人，也没有不听从的。时隔两千多年，《黄帝内经》的这段话语，依然是我们医生责无旁贷的天职所在。

　　本系列丛书的各分册主编，均为沪上中医药学界资深教授、名老中医。他们凭借丰厚的学术底蕴、丰富的临证经验、丰满的编撰热情，组织相关团队，历经年余，几易其稿，其撰著态度之认真、内容取舍之严谨、遣词用句之精致，绝不亚于学术专著的撰写。

　　本系列丛书共计12分册，内容遍及中医内科、中医外科、中医妇科、中医肿瘤、中医骨伤科、中医耳鼻咽喉科等。每分册以常见病证为篇名，首先简要介绍疾病概况，包括临床表现、诊断依据、致病原因、常规治疗及预后转归等中西医知识。其次着重介绍养生指导，包括发病前预防和发病后养护两部分：前者针对常见病证的发病原因，如感受外邪、卫表不固、情志内伤、饮食失调、起居不慎、禀赋亏虚等，提出预防该病证的具体措施与方法；后者针对该病证的主要临床表现、发病过程及预后转归等，提出有针对性的护养措施，如药物护养、情志护养、起居护养、饮食护养、运动护养、按摩护养等内容。

　　本系列丛书的编写原则通俗易懂，深入浅出；侧重养生，突出实用；力求权威性与大众化结合，做到以中为主，中西并述。

上海中医药大学老教授协会会长　施杞

2013年10月

Preface

前　言

　　心脑血管疾病是危害人们健康最严重的一类疾病，具有发病率高、死亡率高、致残率高、并发症多等特点。随着我国人民生活水平日益提高、寿命延长，我国步入老龄化社会，心脑血管疾病患者不断增加。目前我国患有心脑血管疾病的人数约达 3 亿，给患者、家庭、社会带来莫大的负担。但是，心脑血管疾病是可以预防和治疗的。随着医学科学的进步、经验的增加，防治心脑血管疾病的工作已取得很大成效。医学研究表明，心脑血管疾病的发生、发展与多种危险因素有关，其中有些因素，如高龄难以预防，但有些是可以预防干预的，如戒烟、增加运动、改变饮食习惯、调节心理因素等，这些对防治心脑血管疾病有一定益处。

　　美国心脑血管疾病的死亡率在 20 世纪 60 年代中期达到最高峰，人们意识到预防心脑血管疾病的重要性,大力宣传并推行戒烟、改良饮食和生活习惯(如增加体育运动等)及适当采用药物控制心脑血管疾病的危险因素,如高血压、高脂血症、糖尿病等。经过30多年的努力,取得一定成效,心脑血管疾病的死亡率由300/10万~400/10万下降到100/10万~200/10万。

中医理论也认为疾病在一定程度上可以预防的,有"治未病"的论述。如元代朱丹溪指出:"与其求疗于有疾之后,不若摄养于无疾之先。盖疾成而后药者,徒劳而已。是故已病而不治,所以为医家之法,未病而先治,所以明摄生之理。夫如是,则思患而预防之者,何患之有哉?"又如《金匮要略·脏腑经络先后病脉篇》中云:"见肝之病,知肝传脾,当先实脾"。这是运用五行乘侮规律得出的治病防变的措施,也是"治未病"思想既病防变的具体体现。当然,中医与西医有不同的理论背景,中医在防治疾病中强调"辨证论治"的原则,把疾病和人体的状态综合起来考虑,防治疾病才能取得更好的效果。现代分子生物医学研究也表明任何两个个体不可能在分子生物医学层面是完全相同,因此必须"个体化"防治才能取得更好的效果。中医"治病必求其本"的论述要求在探索疾病的过程中必须找出最本质的病因要素,使防治疾病工作变得简单可行。这种删繁就简的思路在现代医学研究中也不鲜见,如国外在预测心脑血管疾病的发生风险时传统选用年龄、性别、吸烟、糖尿病、血脂、血压等危险因素参与计算与单用年龄因素计算所得到的结果大体相同,这是因为年龄是最关键的因素,这使得预测心脑血管疾病发生风险的工作简单易行。

中医理论及现代临床研究提示,"气虚"、"血瘀"是心脑血管疾病最关键的因素,防治工作要抓住关键因素。

本书内容是编者在长期从事心脑血管疾病的养生、预防及治疗的临床及研究工作中的心得体会,编写时着重遵循"治未病"、"治病必求其本"及"辨证论治"等中医理论,也参考吸收一些现代医学的研究成果。高血压病、老年性心瓣膜病、心包积液由何燕主任医师编撰;癫痫、周围神经病、重症肌无力、运动神经元病由李俊副主任医师编撰;病毒性心肌炎、脑梗死、心功能不全由刘宇副主任医师编撰;心律失常、肺源性心脏病、脑出血由沈琳副主任医师编撰;失眠、头痛、帕金森病、面神经炎由沈维娜副主任医师编撰;冠状动脉粥样硬化性心脏病、风湿性心脏病、心肌病由汤诺副主任医师编撰。本书在编写过程中还得到了于永梅、刘兆宜、顾玲艳、严卉睿、陈林静、杨富荣、贾石磊、胡道卿等研究生的大力帮助,在此一并表示感谢! 相信编者的工作对关心心脑血管疾病的专业和非专业人员都有参考价值。对书中的不足之处欢迎批评指正。

　　尽管现代医学及中医在预防及治疗心脑血管疾病中取得了很大的成绩，但医学界尚未战胜这个人类的第一杀手，我们还要继续努力！

林钟香

2013 年 10 月

Contents

目 录

沪上中医名家养生保健指南丛书

第一章
病毒性心肌炎

✚【疾病概况】

心肌炎即是"心肌的炎症性表现",而所谓的"炎症"在病理学上被定义为"具有血管系统的活体组织对损伤因子所发生的防御反应"。具体到心肌炎,这些致炎因子包括理化性质的伤害(如放射性损伤),生物性的细菌、病毒、真菌、寄生虫感染等(其中绝大部分属于病毒性心肌炎)。本章主要围绕病毒性心肌炎讨论。

在年轻人猝死因素中,心肌炎所占比例高达 8.6%～12%;在造成扩张性心肌病的病因中,心肌炎又占到 9%。而引起病毒性心肌炎的主要病原包括有柯萨奇病毒、埃可病毒、腺病毒、风疹病毒、巨细胞病毒、肝炎病毒、人类免疫缺陷病毒(HIV)等。这些病毒在感染人体后 6～8 日内,除能直接在心肌内复制而损害心肌细胞外,还会激活人体的防御反应,产生免疫应答,杀伤感染病毒的心肌细胞,造成心肌细胞坏死,而后者作用时间更长,可以持续 2～4 周。

由于存在病毒感染的病史,所以 41%～88% 的患者有前驱病毒感染的表现,如发热、咳嗽、腹泻、肌肉疼痛等类似感冒的症状,之后可能会出现胸闷、心悸、胸痛等心脏表现;严重的甚至会出现心力衰竭,导致心源性休克。但其并没有特征性的症状,即可以表现为完全没有症状的亚临床型心肌炎,也可能出现最严

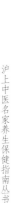

重的急性重症心肌炎或猝死型心肌炎,这取决于病变的广泛程度以及严重性。虽然临床大多数病例都属于轻症自限性心肌炎,经适当治疗 1 个月后多可恢复,但也有 10% 左右的病例由于反复病毒感染发展为隐匿进展型心肌炎,出现扩张性心肌病的表现。

中医学认为一切外感病原都属于"风",以"凡虫为风"、"风为百病之长",以之代替生物性的感染。但是"风善行而数变",其所以变者,因人之脏腑寒热为转移:其人脏腑素有郁热,则风乘火势,火借风威,而风为热风;其人脏腑本属虚寒,则风水相遭,寒冰彻骨,而风为寒风。具体到病毒性心肌炎,虽多为"温病",因"温邪上受,首先犯肺,逆传心包"所致,然而仍当根据具体病证表现而辨明寒热虚实。由于本病常见心悸、胸闷等症状,及常伴随有心律失常的特征,所以中医学将本病归属于"心悸病"范畴。

✚【养生指导】

病毒性心肌炎的养生指导原则:预防感染、稳定情绪、劳逸结合、适度锻炼、饮食调摄。

一、发病前预防

中医学认为"上工治未病",尤其重视疾病的预防。但是,由于能造成本病的病毒种类繁多,而且没有疫苗能有效预防,所以预防当以固护正气为先。所谓"正气存内,邪不可干;邪之所凑,其气必虚"。所以古人教导我们"虚邪贼风,避之有时,恬淡虚无,真气从之,精神内守,病安从来"。

1. 预防感染

病毒性心肌炎是感染病毒引起的,防止病毒的侵入十分重要。尤其应预防呼吸道感染和肠道感染。易感冒者平时应注意营养,避免过劳,选择适当的体育活动以增强体质。避免不必要的外出,必须外出时应注意防寒保暖、饮食卫生。感冒流行期间应戴口罩,避免去人群拥挤的公共场所活动。

2. 稳定情绪

应避免情绪突然激动或体力活动过度而引起身体疲劳,使机体免疫功能降低。

3. 劳逸结合

日常生活中应做到劳逸结合,不能过度劳累,也不能过度休息,这两者都会降低机体的免疫能力。尤其是中青年人,不宜长时间看书、工作,甚至熬夜,要在学习、工作之余,进行适量的休息和娱乐活动。

4. 适度锻炼

体育锻炼可以提高身体素质,增强机体免疫能力。年长者可根据自己的体力参加适当的锻炼,如散步,做保健操、气功等;年少者可参加体育锻炼,如慢跑、跳舞,做鹤翔庄气功、打太极拳等,持之以恒,对预防疾病的发生有着巨大疗效。

5. 饮食调摄

饮食宜高优质蛋白、营养均衡。多食蔬菜、水果,忌暴饮暴食,忌食辛辣、熏烤、煎炸之品。中医学认为心为火脏,在五色中属于赤色,所以当多食用番茄、红辣椒、草莓、樱桃、石榴、葡萄等偏红色的蔬果,还可以适量服用红葡萄酒,其中石榴、葡萄、红酒中含有的白黎芦醇能减缓心肌细胞衰老;番茄中的番茄红素对心血管具有保护作用,有独特的抗氧化能力,保护内皮细胞,使DNA及免疫基因免遭破坏;另外,维生素 C 对心血管的保护作用也得到公认,所以多补充天然维生素 C 可以保护心肌,降低心血管疾病发生的风险。需要注意的是,中医学认为"天之道损有余而补不足",凡事"过犹不及、盈不可久",切不可盲目地食用上述食物,过量补充非天然的维生素补充剂反而会对机体造成损害。例如虽然维持正常维生素 D 的含量能保护心肌细胞,但是过量摄入反而会增加发生心脑血管疾病的危险。

除以上几点外,还应戒除吸烟,烟草中的尼古丁可促进冠状动脉痉挛收缩,影响心肌供血。饮酒应适度,不可醉酒,过量饮酒会造成血管功能失调,供血减少。

二 发病后养护

由于本病除病毒对心肌的直接损害外,病毒激活人体的免疫应答所造成的心肌损伤持续时间更长,程度更严重。所以单纯的抗病毒治疗效果并不理想,更重要的是除了针对症状的对症治疗——如抗心律失常药物的使用、抗心力衰竭的治疗、临时体外起搏器的安装、短时间的激素应用等外,还需要让心脏得到休息与滋养,从而调节免疫功能。

1. 西医治疗进展

除了针对心力衰竭、心律失常等并发症的对症治疗,本病的治疗还包括如下。

(1) 抗病毒治疗

干扰素以及中药黄芪都能阻断病毒复制和调节细胞免疫功能。又由于细菌感染是病毒性心肌炎的条件因子,所以在治疗初期应该常规应用青霉素、克林霉素等抗生素。

(2) 保护心肌疗法

由于心肌炎时自由基产生增多,可加重心肌细胞的损伤,而维生素 C 及辅酶 Q_{10} 都有抗氧自由基的作用,故能保护心肌;另外,曲美他嗪能为心肌细胞提供更多的能量,也能保护心肌细胞。

(3) 免疫抑制疗法

由于本病与细胞免疫、体液免疫的关系密切,也有许多医师认为免疫抑制疗法是有益的。但是值得注意的是,虽然有些实验显示免疫抑制剂(如糖皮质激素等)能在一定程度上治疗本病,但这些实验并未考虑到大部分心肌炎患者有自愈的可能,而且患者的心功能并不会由于心肌免疫反应的减弱而改善。此外,某些特殊的病毒(如腺病毒、肠病毒、细小病毒)在免疫功能不同的患者体内所激发的免疫反应过程是不同的,应用这类药物时要严格注意适应证,并短期应用。

有学者提出以静脉注射免疫球蛋白增强患者的免疫力,并治疗本病,但这种疗法尚处于临床试验阶段,效果未明,而且价格昂贵,不适合临床大规模推广。西医治疗手段虽多,但是仍离不开最基本的休息疗养。若能配合中医调护,则恢复更快。

2. 中医调护

(1) 休息

急性病毒性心肌炎患者应尽早卧床休息,可以减轻心脏负荷:有严重心律失常、心力衰竭的患者,应当卧床休息1个月,半年内不参加体力活动;无心脏心态功能改变者,则至少休息半个月,3个月内不参加重体力活动。待症状消失、体力恢复后,再由轻至重,恢复锻炼。

(2) 情志调适

中医学认为"心者君主之官,神明出焉","所以任物者谓之心",心脏与人的思维、情志等活动密切相关,所以心悸患者多伴随有惊慌、恐惧、烦躁等情绪,这是正常的。中医学又认为"怒则气上,恐则气下","喜则气缓,惊则气乱","悲则气消,思则气结",所以在生病后调养的同时应当保持心胸舒畅,对于疾病"在战略上藐视,在战术上重视",切忌闷闷不乐,长此以往必将"郁而化火",使病势流连难愈。所以《内经》云"使志无怒,使英华成秀,使气得泄,若所爱在外……逆之则伤心"。

(3) 饮食调适

注意维生素C的补充,还应当多食用蛋白质含量高的食物,其中以动物蛋白质为佳。在中医的概念中,猪、驴、牛、鸭、乌龟、甲鱼等均属于阴性动物,对本病尤为适宜;而马、鹿、羊、狗、鹅、鸡、鸽、兔等均偏于温性,除非见有虚寒症状,否则当避免食用。所以,古代治疗心悸多以阿胶为主要药物,而阿胶即是驴皮胶,由于猪与驴两者性味相近,古代也有用猪皮熬胶代替驴皮胶的。但是应当注意的是,此处讨论的是动物的皮,而不是肉,更不是脂肪。此外,张仲景在治疗心悸的经典名方"黄连阿胶汤"中明确写道:"(待汤药)小冷,内鸡子黄,搅令相得,温服"。《名医别录》中也认为鸡蛋"除心下伏热,止烦满",所以若能在保证卫生的前提下,每日食用流黄鸡蛋1枚,对本病的恢复也是大有帮助的,而蛋黄一旦凝固则失其效力,养心滋阴的力量就会大为减弱。

1) 补品　一般而言,饮食能正常自进者,无需药补,而且如阿胶、龟板胶、鳖甲胶等虽养心效果颇佳,然由于蛋白质含量高,多食易碍脾胃消化,所以还得在医师指导下服用。另外,《神农本草经》中记载:"人参……味甘微寒,主补五脏,安精神,定魂魄,止惊悸,除邪气,明目,开心",所以在有条件的情况下适当服用人参也有助于本病的恢复,还能减少心悸的发生。其中以东北野山人参最佳,移山参次之,生晒参最弱;另如东北红参、高丽参等性温燥热,于本病并非相宜。

2) 酒　古代医家认为"酒为百药之长",所以古代繁体的"醫"字即从"酉"、从"酒",酒类若应用得当也能治疗某些疾病。中国古代以酒治疗疾病的最早方剂当属于先秦时期《黄帝内经》记载的"鸡矢醴",至东汉末年张仲景创造的"瓜蒌薤白白酒汤"已成为治疗"心中痞,留气结在胸,胸满"(即胸中满闷)之"胸痹"的主方。应当注意的是,这些酒均指的是类似于酒酿的甜酒,而不是所谓的白酒,因为现代意义白酒是蒸馏酒,直至宋代以后才出现。而且酒之为物,五谷所酿,少饮虽可养性怡情,但心肌炎多属于温病,肆饮燥热刚烈之白酒非但无益,还可能由于其酒精对心肌的毒性而引起酒精性心肌病。

(4) 自我调节

心悸的发生有多种原因,最好能在完善检查之后,明确心律失常的类型,在医师的指导下再行治疗。若自我感觉为快速的心律失常,心跳加速,持续时间长,而且无法快速就诊,可以试着某些动作而刺激迷走神经。

1)用筷子或匙子刺激咽喉部诱发恶心。

2)将面部浸于冰水内。

3)Valsalva 动作,即深吸气后屏气,再用力作呼气动作。但是过分刺激迷走神经,尤其是在心律失常类型不明的情况下进行以上动作则有减缓心率、延缓传导,甚至引起心搏骤停的风险。

4)中医学将心悸病归属于手少阴心经与手厥阴心包经受损所致,故而临床可选取以下穴位按摩推拿,用于本病的预防及康复。①内关穴:在前臂掌侧,当曲泽与大陵的连线上,腕横纹上 2 寸,掌长肌腱与桡侧腕屈肌腱之间,其为手厥阴心包经的络穴,还是八脉交会穴,通于阴维脉,是治疗本病最常用的穴位。②间使穴:在前臂掌侧,当曲泽与大陵的连线上,腕横纹上 3 寸,掌长肌腱与桡侧腕屈肌腱之间,即内关穴上 1 寸,也属于厥阴心包经。③神门穴:在腕部,腕掌侧横纹尺侧端,尺侧腕屈肌腱的桡侧凹陷处,是手少阴心经的输穴及原穴。现代医学发现,按摩以上 3 个穴位对心率有双向调节作用,即过快过缓均可选用,同时可调整心律,无引起心搏骤停之弊。

(5)中药治疗

中医向来以整体观念认识人体及疾病,本病名为心悸,但是与各个脏腑间都有关系。如肾阴不足则水火不济而心悸,心虚胆怯则善于惊悸,肝气不舒可郁而化火,上扰心神;脾虚则气血不足而心失濡养。所以虽然有许多中药都有止惊悸的效果,如现代临床运用较为广泛的有:植物性的如人参、茯苓、茯神、远志、菖蒲、木香、麦冬、黄连、地黄、玄参、酸枣仁、柏子仁、五味子、何首乌、竹茹、桔梗、沙参、丹参、龙眼等;矿物性的如灵磁石、花龙骨、青龙齿、朱砂、琥珀等;动物性的如龟板、鳖甲、牡蛎、麝香、阿胶、羚羊角、珍珠母等。但是医师仍旧需要根据患者的临床症状、体征、舌脉、病史等情况,仔细辨证,认真推敲,辨别出此病关系何脏何腑,而知其病之所以然。辩证正确方能用药施治,如此才能药到病除。这既是中医治疗疾病辨证论治的特色,不若西医非得专治某病之所谓"特效药"治疗。所以有人说:西医是治疗"人的病",而中医是治疗"病的人",比喻颇为恰当。

(6) 药膳

中医的一大特色是药膳,故在治疗心肌炎中可以服用药膳进行辅助治疗。推荐药膳如下。

1) 银耳太子羹 银耳 15 克,太子参 25 克,冰糖适量。水煎后饮用。银耳及太子参都具有滋阴益气之功,是滋补身体的良方。

2) 猪心大枣汤 猪心 1 个带血破开,放入大枣 15 克,置于碗内,加水,蒸熟食用。该药膳具有补血、养心、安神之功,适用于心血不足之心肌炎。

3) 丹参猪心汤 党参 15 克,丹参 10 克,黄芪 10 克,朱砂适量。用纱布包好,加水与 1 个猪心炖熟,吃肉饮汤。日服 1 次。中医采用取类比象的方法,认为食用猪心可以补养心脏,故该药膳可以用于各类心脏病的辅助食疗。

4) 金银花粥 金银花 30 克洗净,加水浸泡,煎煮 2 次,去渣取汁,入粳米 50 克煮成稀粥。每日服食 1 剂,2 次/剂。该药膳具有清热解毒之功,主要用于风热型病毒性心肌炎急性期。

5) 扁豆薏米粥 扁豆 20 克,薏苡仁 30 克,大米 50 克。加水适量,先煮成粥,油盐调味服。该药膳具有解毒祛湿之功,可用于湿毒犯心型病毒性心肌炎的辅助食疗。

6) 洋参丹玉茶 西洋参 3 克,玉竹 10 克,丹参 15 克,山楂、炙甘草各 6 克。加水共浸泡,入砂锅煎煮后倾入饮茶容器中;或将诸药置饮茶容器中以沸水沏,代茶频饮。该药膳具有益气养阴、活血宁心之功,主要用于气阴虚损,瘀血阻络型病毒性心肌炎。

第二章
高血压病

【疾病概况】

高血压病又称为原发性高血压,是以动脉血压升高为主要特征,可并发心脏、血管、脑与肾脏等靶器官损害以及代谢改变的全身性疾病。临床表现为头痛、头晕、头胀、耳鸣、心慌、睡眠差、易疲倦、乏力、烦躁不安等,尤以头痛常见。本病如不加以防治,随病情发展,可累及心、脑、肾等脏器,使某一器官受损,最终导致脑卒中、眼底出血等并发症。

心脑血管疾病已经成为现代人类健康的头号杀手。我国人群高血压病患病率仍呈增长态势,每5个成年人中就有1人患高血压病,估计目前全国高血压病患者至少2亿。但高血压知晓率、治疗率和控制率较低。高血压是我国人群脑卒中及冠心病发病及死亡的主要危险因素。控制高血压可遏制心脑血管疾病发病及死亡的增长态势。

我国2010年修订的《高血压防治指南》明确:在未服抗高血压药情况下,收缩压≥140毫米汞柱和(或)舒张压≥90毫米汞柱即为高血压。具体血压水平的定义和分类见表2-1。

表2-1　血压水平定义和分类　　　（单位:毫米汞柱）

类别	收缩压		舒张压
正常血压	＜120	和(或)	＜80

（续表）

类别	收缩压		舒张压
正常高值血压	130～139	和（或）	80～89
高血压	≥140	和（或）	≥90
1级高血压（轻度）	140～159	和（或）	90～99
2级高血压（中度）	160～179	和（或）	100～109
3级高血压（重度）	≥180	和（或）	≥110
单纯收缩期高血压	≥140	和（或）	＜90

根据本病的临床表现，可归属于中医学"眩晕"、"头痛"等范畴。《内经》记载："诸风掉眩，皆属于肝"，"肾虚则头重高摇，髓海不足，则脑转耳鸣"。认为本病的眩晕与肝肾有关。《千金方》指出："肝厥头痛，肝火厥逆，上亢头脑也。其痛必至巅顶，以肝之脉与督脉会于巅故也……肝厥头痛必多眩晕。"认为头痛、眩晕是肝火厥逆所致。《丹溪心法》说："无痰不眩，无火不晕。"认为痰与火是引起本病的另一种原因。这些都说明祖国医学对高血压早有认识。

中医认为，本病主要病因与情志失调、饮食不节、内伤虚损等有关。长期在精神紧张或恼怒忧思、恣食肥甘或饮酒过度，以及劳伤过度、年老肾亏等各种因素相互作用下，使人体阴阳消长失调，尤其肝肾阴阳失调。因为肝肾阴虚阳上亢，形成了下虚上实的病理现象，故见头痛、头晕、耳鸣、失眠等症。肾阴亏损不能滋养于心，故见心悸、健忘、不寐。阳盛可化风、化火，肝风入络则见四肢麻木，甚至口眼歪斜；肝火上冲，可见面红目赤，善怒；风火相煽，灼津成痰。若肝阳暴亢，则阳亢风动，血随气逆，挟痰挟火，横窜经络，扰动心神，蒙蔽清窍，发生脑卒中、昏厥等严重后果。

通过流行病学调查与研究，西医认为高血压病是临床上常见的一种病症，多见于40岁以上的中老年人，同时与职业、生活习惯、家族史等有一定关系。肥胖和超重、高脂质和高钠盐、吸烟等因素的影响,促使高血压病发病率增高。这与中医对于本病的认识有异曲同工之妙。

在我国,高血压病的发病率不断上升,血压控制率不高,每年死于高血压病并发症的人数仍不断增加。综合考量各种因素,单纯用西医手段治疗高血压并非最佳方案,而以中医"治未病"的思想作为指导,运用中医手段结合抗高血压药物对高血压病及其并发症进行防治,则能取得理想的治疗效果。

✚【养生指导】

高血压病的养生指导原则:心理平衡、合理膳食、戒烟限酒、适度运动、自我管理、按时就医。

一、发病前预防

由高血压病的几大病因入手,做到"食饮有节,起居有常,不妄作劳",避开各种致病因素,便可达到预防高血压病发生的目的。

1. 心理调摄

孙思邈曰:"善养性者,治未病之病。"可见,保持情志舒畅,心境豁达,避免情绪激烈波动,合理安排工作与休息娱乐的时间,使张弛有度,气机舒畅,是保持身体健康的重要原则。不仅对预防高血压病,更对各类疾病的预防都居于重要地位。

2. 饮食调摄

孙思邈曰:"安身之本,必资于食。"在日常生活中避忌烟酒、肥甘厚味、辛辣燥热之品。具体如下。

(1) 减少钠盐

世界卫生组织建议每人每日食盐量不超过 6 克。因为每日食盐量降低到 4～5 克,可使收缩压平均降低 4～6 毫米汞柱。我国膳食中约80%的钠来自烹调或含盐高的腌制品,因此限盐首先要减少烹调用盐及含盐高的调料,少食各种咸菜及盐腌食品。

（2）减少膳食脂肪,补充适量优质蛋白质

建议改善动物性食物结构,减少含脂肪高的猪肉,增加含蛋白质较高而脂肪较少的禽类及鱼类。

（3）注意补充钾和钙

研究表明钾与血压呈明显负相关,中国膳食低钾、低钙,应增加含钾、含钙高的食物,如绿叶菜、鲜奶、豆类制品等。

（4）多吃蔬菜和水果

研究证明,增加蔬菜或水果摄入、减少脂肪摄入可使血压有所下降。素食者比肉食者有较低的血压,降压可能基于水果、蔬菜、食物纤维和低脂肪的综合作用。

（5）戒烟限酒

烟、酒对人体有危害,对高血压病的危害尤为明显。如烟草中的尼古丁易使人体去甲肾上腺素分泌增加,引起血管痉挛,血压升高；长期大量饮酒,对本病不仅易诱发脑卒中（中风）,还会促使内源性（肝）胆固醇合成,血脂升高,引起动脉硬化和加重高血压病。

3. 适度运动

孙思邈曰："动则不衰,用则不退。"适当的运动使人体气机通畅,肝气条达,脾气健运,无痰湿之阻。但若劳欲过度,则反而耗伤阴液,引发疾病。因此,在日常生活中更应注意珍惜精气,起居有常,不妄作劳,方才符合养生之道。减重对健康十分有利,如在人群中平均体重下降 5 千克,高血压病患者体重减少 10%,可使胰岛素抵抗性糖尿病、高脂血症和左心室肥厚改善。平时可以增加体力活动,中老年人运动应包括有氧、伸展及增强肌力练习 3 类,具体项目可选择步行、慢跑、打太极拳、打门球、炼气功及跳迪斯科等。运动强度须因人而异,按科学锻炼的要求,运动频度一般要求每周 3～5 次,每次持续20～60 分钟即可,可根据运动者身体状况、所选择的运动种类以及气候条件等而定。

高血压病的症状因人而异。早期可能无症状或症状不明显，仅仅在劳累、精神紧张、情绪波动后发生血压升高，并在休息后恢复正常。随着病程延长，血压明显持续升高，逐渐出现各种症状，常见的临床症状有头痛、头晕、注意力不集中、记忆力减退、肢体麻木、夜尿增多、心悸、胸闷、乏力等。因此，一旦出现上述症状时，必须尽早检查治疗，以防靶器官损害、高血压危象或高血压脑病的发生。进行定期体格检查以早期诊断、治疗高血压病，对维护身体健康是必不可少的。一旦患上高血压病，应该积极、及早治疗。

二、发病后养护

1. 药物治疗

在药物治疗中，由于临床上治疗高血压药物的种类繁多，不同药物对应不同原因引起的高血压。各种药物都有相应的不良反应，且高血压病的诊断须由医学专业人士判断，故而治疗也应听从专业医师的指导，切勿自行用药或加减药量，以免造成无法预测的后果。可以根据患者的年龄、性别、病理特点、并发其他疾病等情况及药物特点，采用个体化治疗方案。应用最小有效剂量以获得可能的疗效而使不良反应减至最小。最好选用每日1次给药可持续24小时降压的药物。为使降压效果增大而不增加不良反应，用低剂量单个药物治疗疗效不够时，可采用两种或两种以上的药物联合治疗。

在中药治疗方面，中医强调辨证论治，不同证型有不同的中药方剂相匹配。本病常见发病机制为肝阳上亢、痰湿中阻、肝肾阴虚、阴阳两虚、瘀血内停等。治疗有治标与治本两大法则。治本有补益肝肾、阴阳二补；治标有平肝潜阳、祛瘀化湿、活血化瘀、宁心安神等。妇女更年期还有调摄冲任等。

一般证治分为五大类：肝阳上亢型可选天麻钩藤饮、龙胆泄肝汤;阴虚阳亢型可选杞菊地黄丸、知柏地黄汤加减;阴阳两虚型可选金贵肾气丸加减;风痰痹阻型可选涤痰汤、半夏白术天麻汤加减;气血上逆型可选镇肝熄风汤加减。这些都需要在专业医师指导下来用药。

中药治疗高血压病的综合性是其特色所在。除传统的辨证论治服用中药之外,还可以运用多种方法,如调节饮食起居、针灸、推拿、外敷等方法。

2. 饮食起居调养

养成生活有规律的习惯,劳逸结合,保持精神舒畅,保证充足睡眠,脑力劳动者避免用脑过多。控制饮食,减轻体重。服用降压药要慎重,不可降压太低太快,以免引起不适和其他并发症。高血压患者饮食宜清淡而有足够的营养,少吃肥甘厚味,如动物内脏、蛋黄、动物油等,应吃植物油。可进食蛋清、豆制品等以补充营养。芹菜、胡萝卜、番茄、黄瓜、木耳等蔬菜和苹果、香蕉、西瓜等瓜果具有降压和降血脂作用,可以适当多吃一些。小米、高粱、豆类、白薯等粗粮也可多吃,对高血压病患者有好处。可因时因地坚持食疗,食疗方药如下。

1) 醋花生仁　花生仁以食醋浸泡密封 1 周后可吃,每晚临睡前服 2～4 粒,嚼烂服下。

2) 菊苗粥　甘菊苗 30 克,切细与粳米煮粥,加冰糖适量食用。

3) 紫菜海带汤　紫菜、海带适量,煮汤服用。

4) 海蜇马蹄饮　海蜇 124 克,马蹄 370 克,海蜇洗漂干净,荸荠洗净去皮。用水 1 000 毫升,煎煮至 250 毫升,分 2 次服用。

5) 菊槐茶　菊花、槐花、绿茶各等分,泡水代茶饮。

6) 莱菔子　莱菔子 900 克,水煎过滤,浓缩或浸膏,干燥研粉压片,分 30 次服用。每日 3 次。

7) 菊植决明煎　生山楂 15 克,菊花 10 克,草决明 15 克,水煎成 300 毫升分 2 次服。

3. 针灸治疗

(1) 体针

主穴:曲池、风池。

配穴:合谷、太冲。

操作:双侧均取曲池深刺,进针 1.5～3 寸,得气后,使针感上传至肩,下行于腕,以捻转提插手法行针 1 分钟,留针。风池穴针时令患者仰卧,枕头略高颈部悬空以利进针,针感以放射至前额为佳,亦运针 1 分钟留针。合谷、太冲穴以上、下、左、右顺序进针,运针 1 分钟,留针 30 分钟至 1 小时,其间每隔 5～10 分钟运针 1 次。针刺得气后,施泻法,然后接通电针仪,连续波,频率每分钟 200 次,刺激量以患者可耐受为度,留针 20 分钟。每日或隔日 1 次,6 次为 1 个疗程,疗程间隔 3 日。

(2) 艾灸

主穴:百会、涌泉。

配穴:心、神门、肝、肾、内分泌(均为耳穴)。

操作:百会穴为雀啄灸。艾卷点燃后,从远处向穴区接近,当患者感觉烫为 1 壮,然后将艾条提起,再从远端向百会穴接近。如此反复操作 10 次即可停,灸壮与壮之间应间隔片刻,以免起泡。涌泉穴为温和灸,可双侧同时进行。令患者取仰卧位,将点燃之艾卷置于距 2～3 厘米间施灸,以患者感温热而不灼烫为度。每次灸 15～20 分钟。上述灸法,均为每日 1 次,7～10 次为 1 个疗程。

(3) 针罐结合

主穴:大椎。

操作:令患者正坐垂头,以毫针直刺大椎穴,针深 1～1.5 寸,略加提插,至诱发出下窜针感后,在针柄上放一沾 95% 乙醇的棉球,点燃,叩上玻璃罐或用真空拔罐器吸拔。留罐 20 分钟,起罐取针。隔日治疗 1 次,10 次为 1 个疗程,疗程间隔 5～7 日。一般须治疗 3 个疗程。

（4）耳穴压丸

主穴：降压沟、肝、心、交感、肾上腺、缘中。

配穴：枕、额、神门、皮质下。

操作：主穴每次取 3～4 穴，酌加配穴每次选用 4～5 穴。在穴区寻得耳郭敏感点后，常规消毒，以胶布将王不留行粒或磁珠贴压在耳穴上，嘱每日每穴按压 4～8 次，每次每穴 5 分钟，以胀、痛、热的能耐为度。左右耳穴交替贴压，连续 3 日调换 1 次。治疗 15～21 日为 1 个疗程。

4. 按摩调养

早晚各 1 次。用双手拇指指腹分别按揉两涌泉穴 100 下后，觉头部轻松，量血压，可降低 4.5～9.8 毫米汞柱。然后用两手掌从前额开始向头顶后方推压至枕骨部，继而反掌，用两小指内侧推压耳后至风池穴，再用手背由颈部两侧向下推压颈动脉至胸前方。如此连续操作 10～20 次，自觉头部轻松，长期坚持，可获良效。坚持自我按摩有助于降低血压，下面的六字按摩法，不仅易学而且有较好的降压作用。

1）擦　用两手掌摩擦头部的两侧各 36 次。

2）抹　用双手的示指、中指和无名指的指腹，从前额正中向两侧抹到太阳穴，各抹 36 次。

3）梳　双手 10 指微屈，从前额发际开始，经过头顶，梳至后发际 36 次。

4）滚　双手握拳，拳眼对着相应的腰背部，上下稍稍用力滚动 36 次，滚动的幅度尽可能大一些。

5）揉　两手掌"十"字交叉重叠，贴于腹部，以脐为中心，顺时针、逆时针各按揉 36 次。

6）摩　按摩风池、劳宫、合谷、内关等穴位，各 36 次。

5. 气功调养法

取坐位或站姿练放松功。坐姿是坐于椅子上，双腿分开自然踏地，两手放于大腿上，手心向下，全身放松。站姿是身体自然站立,双脚分与肩平,两膝微屈,两手抱球放于身前,全身放松意守丹田,调整呼吸。练功时意守丹田,耳不旁听,目不远视,心静神凝,引气血下行,反复默念放松,全身肌肉放松呼吸自然。开始练 10 分钟,渐增加到 30 分钟,每日 2 次。以调心、调息和调神起到降压或辅助药物治疗的作用,能稳定血压、心率及呼吸频率,调节神经系统,提高生活质量。

6. 药物泡脚

可用钩藤 20 克,冰片少许。将钩藤剪碎,布包冰片少许放入盆内加温水洗脚。每次 30～40 分钟,早晚各 1 次,10 日为 1 个疗程。或者吴茱萸适量,研成细末,用醋或凡士林调成软膏,敷足底涌泉穴。每晚临睡前敷,次日除去,连贴 10～15 次。

7. 药枕疗法

杭白菊、桑叶、野菊花、辛夷各 500 克,薄荷、花红各 150 克。混合粉碎后另外拌入冰片 50 克,装入布袋做枕头使用。每剂药可以用 3～6 个月。凡高血压病、正偏头痛,既可以此缓解症状,又可以预防早期患者复发。此外,还可以用菊花 1 000 克,丹皮、白芷、川芎各 250 克,制成药枕防治。

8. 家庭护理

保持室内空气流通、新鲜,清静,光线充足柔和。合理饮食,以清淡素食为主。多食能保护血管和降脂的食物,选择富含维生素类食物,限制食盐摄入量,控制体重增长。鼓励患者参加力所能及的体育锻炼,注意劳逸结合,如在体力活动或劳累或饱食后发生气喘、心悸、不能平卧,应立即就医并接受治疗。定期测量血压,按时服药。注意观察药物不良反应。

随着人口老龄化进程的加快,人们工作压力、生活压力的加大,高血压有逐渐年轻化的趋势,并且高血压病患者大多采取家庭治疗的方法。对高血压病患者给予必要的中西医预防及保健指导,不仅可以让他们对高血压知识有一个系统全面的了解,认

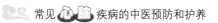

识其危害性；而且可使他们在今后的生活中自觉应用中医保健方法进行自我保健，达到宁心安神、降低血压、巩固治疗等作用，还可以降低高血压病并发症的发生率及致残率。

第三章
冠状动脉粥样硬化性心脏病

 【疾病概况】

冠状动脉粥样硬化性心脏病(简称冠心病)为心血管系统常见病、多发病,严重危害人民的身心健康。随着中国人口老龄化提前到来,其发病率、死亡率、致残率日渐上升。冠心病是在冠状动脉粥样硬化基础上,由于冠脉供血不足,心肌急剧暂时缺血缺氧所引起的临床综合征,可演变为心肌梗死,甚至发生猝死。

中医认为冠心病主要证候有气虚、阴虚、阳虚、火热、痰浊、血瘀、痰热、气滞、热蕴、寒凝。初步认为热蕴、寒凝、阴虚对冠心病心绞痛和非冠心病心绞痛的影响无显著性差异,而血瘀、痰浊、气滞、气虚、阳虚对冠心病心绞痛发病有着特异性,冠状动脉正常的胸痹患者多见于轻度的气滞血瘀证。

冠心病的发生与温度密切相关,气温变化时患者心绞痛和心肌梗死的发生明显增加。夏季和冬季是冠心病心血管事件的多发季节,因此做好冠心病患者夏季和冬季的养生具有重要的意义。此外,冠心病患者的日常生活调摄以及冠心病手术后的康复治疗也是冠心病养生过程中的重要组成部分。本章主要从以上几个方面进行养生调摄阐述,以期有一定的实用意义。

【养生指导】

冠心病的养生指导原则:适量运动,劳逸适度;注意气候,及时调整;健康生活,良好习惯;防重于治,重视小病;调整心态,保持愉悦。

一、发病前预防

1. 夏季养生

夏季特别是天气闷热、空气湿度升高时,常有冠心病患者猝死情况。出现这种情况是因为气温升高,人体皮下血管扩张,皮肤血流量比平时增加 3～5 倍,而回流到心脏的血液量减少,直接影响心肌供血。另外,人在高温状态下交感神经兴奋性增高,心率加快,冠状动脉收缩,心肌供氧量减少,也会增加冠心病的发作。气温过高还容易引起动脉痉挛。夏天人出汗多也是导致血管堵塞,甚至引起心肌梗死的重要原因。要知道人体水分通过汗液大量蒸发,水分减少,结果导致血液黏稠度升高,达到一定程度时人就发病了。夏夜天气热且昼长夜短,有些人睡眠不好,也是引起心血管疾病重要的诱因之一。

此外,情绪因素在夏季冠心病的发作中不可忽视。如下雨前闷热阴沉,人的情绪容易烦躁,自主神经功能紊乱,导致心血管疾病发生率上升。人讲究与环境的天人合一,所处的大环境里空气湿度增高,含氧量降低,容易导致缺氧,也会导致冠心病。

(1) 防暑降温

这是冠心病患者在夏季需要做的第 1 门功课。在室外活动或劳动时应戴遮阳帽并备足水。每日 10:30～15:00 气温升高,不宜外出劳作或远行,防止因周围血管扩张、血容量不足而使冠状动脉供血减少、心肌缺血而诱发心绞痛。当天气闷热,气温超过 35℃ 时,应使用空调,室内温度控制在 25～26℃ 为宜,睡眠时应注意盖好腹部以免受凉感冒。

（2）饮食清淡、少食多餐

适当多吃些水果、蔬菜、黑木耳、豆制品等。还要注意补水，多喝凉开水或淡盐水。提倡"四低一高"：即低能量、低盐、低脂肪、低胆固醇、高维生素，宜吃温食，不宜多吃甜食和辛辣刺激、冷饮和冷食之品。平时忌烟限酒，可以适当饮用葡萄酒，每日不超过80毫升。还要注意保持大便通畅，多吃含粗纤维的蔬菜和水果（如芹菜、香蕉等）。

（3）稳定情绪

炎热、无风、潮湿、憋闷都容易让患者的情绪产生波动，如心烦气躁、萎靡不振、无端发怒等。这对患有心脑血管病的人来说都会构成很大的威胁，易发生心绞痛、心肌梗死、脑出血、脑梗死等突发疾病。因此，必须保持情绪稳定，做些简单的运动，如早晚散散步，找人聊聊天，来缓解压抑情绪。

（4）适度运动

不主张冠心病患者在夏季运动锻炼，夏季活动锻炼宜从简从轻，晚饭后凉爽时以进行适当强度的活动为宜，运动强度要控制。减少心脏负荷，降低心肌耗氧量。阴雨天气、天气闷热或者高温天气，应减少户外活动。生物钟节律研究表明，一日当中，上午6：00～11：00是急性心肌梗死、脑卒中、猝死的高峰时间，称为"魔鬼时间"。病情较重的老年冠心病患者，晨起宜提前服药，上午不宜安排过量活动。

（5）及时补水

夏季天热，人体排汗过多，缺水容易使血液浓缩，血液黏稠度升高将导致危险性加大。要多喝凉开水，也可以喝一些淡盐水以维持血液正常的黏稠度和补充暑热消耗的体液。最好能在睡前30分钟、半夜醒来及清晨起床后喝一杯凉开水。饮用绿茶、红茶比喝一些绿豆汤、菊花茶、荷叶茶等清凉饮料对身体的帮助更大，但是要避免饮用冰水。医学实验证明，只要饮用3杯以上冰水，心电图都有变化。由于短时间内用大量冰凉饮料诱发心绞痛、急性心肌梗死者,临床上已屡见不鲜,不可不慎。有饮热茶习惯的会对冠心病有更大帮助。

(6) 备好药品

对于一些明确诊断,并有相关症状的冠心病患者,出家旅行时需要随身携带硝酸甘油、麝香保心丸、速效救心丸等抗心绞痛药物。随身备好急救盒以备不时之需。即使在夏天外出锻炼最好也带上相关急救药品。

(7) 睡眠充足

调查研究表明,每日午睡半小时者比不睡者,冠心病死亡率少30%。其原因与午睡时血压下降、心率减慢与白天的血压高峰出现一段低谷有关。睡眠不好会直接影响患者的情绪和食欲,进而诱发疾病。由于夏季天热,夜间入睡较晚,早晨不过早起床,中午午睡应在餐后30分钟后,午睡时间1小时为佳。

2. 冬季养生

寒冷刺激冠心病发作。低温刺激可使交感神经兴奋,血压增高,心率持续加快,心肌耗氧量增加。低温刺激还可引起体表小血管痉挛收缩,动脉血管收缩与舒张发生障碍,使血流速度缓慢,不能完成正常循环功能。为了进行功能补偿,心肌必须加强工作,势必加重心脏的负担。

同时,寒冷刺激引起血管痉挛收缩,增加血液黏稠度。冠状动脉发生痉挛收缩,导致血栓形成,加重冠心病病情。再加上寒冷的气候会改变人们的生活方式,如膳食变化、活动减少,使情绪低沉,从而造成血液循环缓慢,容易形成静脉血栓,更增加心肌梗死和心脏猝死发生的危险。

(1) 防寒保暖,安全越冬

1) 防寒保暖　必须做到防寒保暖,特别是患者面部和四肢的保暖。在寒潮和大风雪等恶劣气候时,应减少外出和室外工作时间,外出时应穿好防寒衣,戴好口罩和帽子。

2) 适量运动,劳逸适度　体育运动对心绞痛发作较频繁的患者不宜,尤其不适合晨练。天气寒冷时,不要进行剧烈活动,尽量少参加长途旅行。不过,一些力所能及的体育锻炼,如户外散步、打太极拳、练气功等应该坚持,但遇有骤冷、暴雪、大风等天气变化时,要留在室内活动。

3)保持良好的精神状态,避免大喜大悲 养成良好的起居习惯,保证充足的睡眠和休息,减轻心脏负担。发作频繁的心绞痛患者,应减少房事活动,以免情绪激动,增加心肌耗氧量,加重病情。

4)避免诱因 积极防治感冒、气管炎等上呼吸道感染,以免因肺部炎症或发热而加重心脏的负担;提倡用温水擦澡,以提高皮肤的抗寒能力。

5)定期检查身体并遵照医嘱 除坚持服用治疗冠心病的常用药物外,还要备好保健盒、氧气等急救药(用)品;当发生胸闷、胸痛、气促时,应就地休息,并及时使用随身携带的急救药物(如硝酸甘油或速效救心丸),症状缓解后,应想办法及时到医院检查治疗。

(2) 冬令进补,增强体质

冬季患者可以适当进补,阳虚患者可以服用鹿茸、冬虫夏草等补品;气虚患者可考虑野山参或生晒参;阴虚患者可考虑西洋参、枸杞、石斛等;血虚患者可考虑阿胶进补。

中医学认为,冬季进补宜"封藏",在立冬后至立春前这段时间最适宜进补。进补应以食补为主,不可过量,且要因人而异。

气虚阳虚者,可选择有甘温补益之功的羊肉、鸡肉、兔肉、桂圆以及大豆制品;阴虚内热者,可适当选择有滋阴补虚、除烦热、和脏腑、利水道之功的鳖肉、鸭肉、鹅肉、百合、山药、糯米及绿豆等。生姜、洋葱是不可多得的冬令进补之品。生姜富含姜辣素,对心脏和血管有一定刺激作用,可使血管扩张,从而使脉络通畅、供给正常。常吃生姜历来被视为养生保健,尤其是强壮心血管系统的要诀之一。洋葱含有类黄酮等物质,可降血压、预防血栓形成和动脉粥样硬化,是预防心血管疾病的理想食物。同时,也要注意多吃些水果、新鲜蔬菜,以补充相应的维生素。

(3) 生活调摄

1) 精神调摄　冠心病患者大多与痰湿、瘀血、气郁的体质有密切关系。常有心烦、急躁、健忘、苦闷、多疑等症状,3 种体质可同时出现,或其中两种兼而有之,易导致孤独或焦躁的不良心态。情志调节方面,应培养愉悦的情绪,塑造开朗乐观的性格,严于律己,宽以待人,处事随和,克服偏执,不苛求他人。精神愉快则气血和畅,营卫流通,有利于体质的改善。冠心病患者要避免过度劳累、紧张及情绪激动。

2) 远离心脏病　要远离心脏病,防治血脂异常是第一要务,而合理的饮食和规律运动则是防治的根本手段与基础。

合理的膳食,避免饱餐,避免肥胖,选用低脂、低胆固醇饮食。宜选用新鲜的蔬菜,如香菇、洋葱、茄子、油菜、胡萝卜、莲藕等;水果,如芒果、山楂、番木瓜、柑橘、橙子等;高膳食纤维食物,如各种粗粮、魔芋、红薯、脱脂牛奶、豆类等;补充适量的肉类、蛋类、鱼类等;选用的油类,如豆油、菜籽油、茶油等。近年来研究显示,素食可降低胆固醇 10% 左右。醋有软化血管的作用,可以适量食用。此外,生姜、大豆、蘑菇、大蒜、洋葱、牛奶、深海鱼油等都具有降低胆固醇、三酰甘油的作用。

少食盐,不食肥甘厚味之品,如黄油、猪油、牛油;不食动物内脏,如脑、肝、肾、鱼子等,吃蛋黄每周不超过 2 个;少食过于甜腻的食品,如奶油蛋糕、甜点心、甜饮料等;少食辛辣食品和极浓的咖啡、浓茶等。

冠心病患者必须戒除烟酒。有高血压者要控制血压,伴高血压者宜低盐饮食。

3) 起居调护　冠心病患者起居作息要有规律,少熬夜,保证良好的睡眠是十分必要的。居室环境要温暖,避免寒冷刺激。注意动静结合,防止气滞血瘀。春、秋加强室外活动;夏季不可贪凉求爽,饮冷过度,损伤脾胃;冬季谨避风寒,注意保暖。

4) 运动锻炼　适当运动,增强体质。如步行、慢跑、游泳、扭秧歌、健身舞、爬山、骑自行车、打门球等活动,有利于改善血脂状况。如果能坚持日行万步,可有效预防冠心病。

二、发病后养护

冠心病的康复治疗是指急性病情发作控制后的治疗,主要指急性心肌梗死、心脏支架手术后、冠脉搭桥手术后,是整个治疗的一个重要组成部分,此时疾病进入体力恢复期。恢复和改善心脏功能、减轻残疾、增加心肌侧支循环、减少复发及危险因素,是康复治疗的目的。康复治疗做得好,患者可以很快恢复正常生活,使病情长期稳定,避免复发,进行综合性心脏康复治疗可使所有原因所致死亡率下降 1/3。如果做得不好,则会使心脏功能恢复延缓,经常出现心绞痛,生活受到严重影响,甚至发生多次复发,危及生命。遗憾的是,现在许多临床医师有一种倾向,只注意在住院期间的治疗和护理,而不重视患者出院后的康复治疗,没有给患者和家属必要的指导。所以要高度重视康复治疗,努力做好冠心病患者的康复工作,让患者早日恢复健康,正常生活,回归社会,延年益寿。为此要注意以下几个问题。

1. 起居

清晨是心绞痛、心肌梗死的多发时刻,而最危险的时刻是刚醒来的一刹那。因此,早晨醒来的第 1 件事不是仓促穿衣,而是仰卧 5～10 分钟,进行心前区和头部的按摩,做深呼吸、打哈欠、伸懒腰、活动四肢,然后慢慢坐起,再缓缓下床,慢慢穿衣。起床后及时喝 1 杯开水,以稀释变稠的血液。对于安静时也有心绞痛发生的患者,早晨起床前可先服用硝酸酯类药,以防止起床时骤然发作。

2. 合理饮食

平时食谱要注意低盐低脂饮食,每次进食不要太饱;由于饭后腹部胀满,腹腔脏器血流增加,从而反射性地使冠状动脉血流相对减少,易诱发心绞痛,饭后不要立即活动;多食一些有利于改善病情的食物,如燕麦、玉米片、全谷类、豆制品、鱼类、蔬菜和水果等,这些含有较多的纤维素、维生素,既可以降低血脂,减轻血管硬化,又能使动脉血管与心脏得到有效保护。也可以每日饮用适量的红酒,有利于扩张心脏血管,改善血液循环,减少冠心病发作。

3. 保持大便通畅

大便干燥费力是冠心病的一大禁忌。由于排便时用力可使胸腔内压上升,引起静脉回流减少、心率加快和血压上升,从而诱发冠状动脉痉挛的可能性增加,故应特别防止便秘,务必使大便保持通畅。对经常便秘的患者如果通过多吃水果、蔬菜,适当多饮水不能改善,可考虑使用缓泻剂。应该尽量让患者采用坐位大便,禁忌蹲位大便或在大便时过分用力。患者有腹泻时也需要注意及时处理治疗,因为过分的肠道活动可以诱发迷走神经反射,导致心律失常或心电不稳。

4. 洗澡

洗澡水温不宜太热,否则会使血管扩张,血压下降,容易发生心脏及脑血管缺血,导致意外;也不宜水温太低,水凉时容易发生血管痉挛,导致心绞痛。洗澡时的适宜温度应该在40℃左右,以血压、脉搏无明显改变为宜。洗澡时间不宜过长,以10分钟为好。采用淋浴可减少对心脏的刺激。

5. 戒烟

吸烟是心脏猝死及冠心病最主要的危险因素,烟草的烟雾中含有一氧化碳,能够促使动脉粥样硬化发生,它是冠心病的一个重要病因。吸烟可能诱发冠状动脉痉挛、血小板聚集,减低冠状动脉及侧支循环的储备能力,这些可使冠状动脉病变加重,易诱发再梗死。所以吸烟者应坚决戒烟,不吸烟者要远离烟雾环境,避免被动吸烟。

6. 睡眠

患了冠心病,科学睡眠最重要。在睡眠前后,要做好自我护理。每日按时睡眠,养成上床前用温水烫脚的习惯,然后按摩双足心,有利于改善睡眠,解除疲乏。不要怕夜间多尿而不敢饮水,饮水量不足可使夜间血液黏稠。注意睡眠体位,冠心病患者宜采用头高脚低右侧卧位,可减少心绞痛的发生。冠心病患者若病情严重,已出现心力衰竭,宜采用半卧位,以减轻呼吸困难,避免左侧卧或俯卧位。冠心病患者必须午睡。医学专家们通过试验表明,每日午睡 30 分钟可使冠心病患者心绞痛的发病率减少 30%。有些冠心病老年患者习惯于坐着打盹,这是很不可取的姿势。这种姿势会压迫胸部,影响呼吸,使患病的心脏负荷量加重,且会引起脑部缺血。

7. 工作、生活

经过治疗后病情稳定,心功能较好,工作岗位强度不大的脑力劳动者,可以恢复工作。但日常工作强度和活动量应听从医师指导,避免过度紧张和疲劳。在日常生活中,也要注意避免劳累。家住楼房者上楼时注意速度要缓慢,每上几级台阶可以稍事休息,以保证没有任何症状为宜。

8. 休闲娱乐

看电视、电影不要看内容过于刺激的节目,以免情绪波动对心脏不利。还应控制好时间,每次时间不宜太长,以 1～2 小时为宜,如感到劳累不适要立即休息。参加娱乐活动也不要选择争胜负、赌输赢的项目,避免在玩乐中因情绪刺激导致心绞痛发作,同时时间也不宜太长。

9. 节制性生活

冠心病患者的性生活应视病情轻重和全身情况而定,但非绝对禁忌。如果心绞痛不是经常发作,症状也不很严重,持续时间很短,同时年龄不超过 50 岁,身体素质较好,能从事中等程度体力活动,休息时心电图无异常,可以与健康人同样地过性生

沪上中医名家养生保健指南丛书

活,对此不必有过多的顾虑。对于心绞痛病情不稳定的患者,性生活要特别慎重,应经主治医师的同意和具体指导。如果心绞痛患者存在以下情况时不宜过性生活:①当日心绞痛刚刚发生过,或者近期内心绞痛频繁发作;②3个月内发生过心肌梗死;③伴有严重的心律失常;④已经有明显心力衰竭;⑤饱食、饮酒或大量吸烟之后;⑥劳累或受寒之后;⑦心情不快或刚刚生过气。

有人担心心绞痛患者在性生活过程中会突然发作,甚至猝死,这种可能性是存在的,但十分罕见。如果患者在房事前和房事过程中能认真注意一些问题,做好防护,猝死是可以避免的。为了预防心绞痛的发作,选择合适的体位进行性交也很重要。采取女上男下位可以减轻男子体力消耗,适用于体力较差的男性患者,而女性患者则宜取男上女下位,半坐位可以减少心脏扩张,有预防心绞痛发作的作用。进入康复期的心肌梗死患者是否可以过性生活呢?专家们认为,凡是能步行1公里或登上一层或二层楼梯不出现心跳加快的人,就可以安全地进行性生活。在性生活过程中如果突感胸闷、胸痛、心悸、气急、心率过快时,应立即中止性交,并马上含服硝酸甘油。

10. 康复运动

康复运动是最重要的康复治疗内容之一,对恢复心功能、增强体力有非常重要的作用。但必须注意选好适宜项目、运动时间、运动量,要由医师制订运动处方,不可盲目,否则会使病情加重,甚至复发。运动前应该复查运动试验和动态心电图,如无心绞痛、胸憋、气促、心慌等症状,亦无心电图心肌缺血改变,才能参加运动。

要根据病情轻重、体质强弱、年龄大小、个人爱好等条件,与医师共同商量,选择适合自己的项目。最好是步行、慢跑、打太极拳、练气功、骑自行车、游泳等,因为这些运动强度低至中等,以耐力性运动为主,较适合冠心病患者,可达到促进心脏康复、改善心肺功能、增强体力的目的。

要注意运动量。过小运动量实际只起安慰作用,过大则可能有害。运动量主要由运动强度、运动持续时间及运动次数所组成,三者可相互协调。运动强度是保证即达到运动效果又不致引起危险的重要指标。运动后收缩压轻度增高(收缩压增高不超过 20 毫米汞柱)、心率增快(活动后心率与活动前比不超过每分钟 20 次或活动中最高心率不超过每分钟 120 次)属于正常反应。但如果在活动中出现气短、心绞痛、心律失常、头晕、恶心、面色苍白及活动后出现长时间疲倦、失眠等不适时,提示运动过量,应该在下次运动时减量或暂停运动。刚开始体育锻炼时,可以先从 20～30 分钟开始,以后逐渐增至 45～60 分钟,其中准备时间和缓解时间各 5～10 分钟,运动时间 20～30 分钟,要循序渐进。运动应该选择中午以后锻炼为好,因早晨和上午冠状动脉张力高,心绞痛、心肌梗死、猝死等常发生在 5：00～11：00,最适合冠心病患者的活动时间是 19：00～21：00。如果有些人习惯清晨锻炼,在锻炼前最好空腹喝一大杯水。餐前餐后不宜活动,原则上在餐后 2 小时以内不锻炼,运动后 1 小时内不进餐或饮浓茶。每周运动 3～5 次即可达到锻炼目的。

在运动之前应先做一些柔和的肢体活动或体操等准备活动,以免骤然活动引起肌肉痉挛,甚至诱发心绞痛。锻炼结束也应进行慢跑或步行等恢复动作,避免骤停使心脏发生问题。

运动时最好与别人结伴同行,这样心绞痛发作时能够有人帮助。另外,要携带急救药盒和急救卡。在运动时一旦发生心绞痛发作,要立即休息,含服硝酸甘油、速效救心丸等药物,并给家人或打 120 电话来救助。

心理调节。冠心病属于心身疾病范畴,其病理改变主要发生在心脏,但心理因素在发病机制中起着重要作用。患者发病时多有情绪烦躁、焦虑、紧张,他们对自己的病情及预后普遍不了解,总是担心能否完全治好,是否会引起心血管以外的疾病和后遗症,疑虑重重,内心焦虑过重等。这些心理负性因素会使患者身体产生应激反应,如交感神经兴奋、内分泌紊乱、血管收缩、血压升高、血小板聚集、血液黏稠度升高,使呼吸、心跳加快、血压升高,严重时还会引起冠状动脉血管痉挛、阻塞而发生心绞痛、心肌梗死,对冠心病的康复非常不利,不但影响药物疗效正常发挥,还会诱发病情加重。据统计,有 $1/3 \sim 2/3$ 的心肌梗死病例发作有诱因,其中情绪激动、精神紧张及疲劳最为多见。所以要及时改善患者的精神和心理状态,消除不必要的思想负担和精神压力。医师还应帮助患者认识冠心病的病因、对身体的危害、常用药物的使用方法、日常生活应该注意的问题、如何进行康复,消除患者对药物的依赖心理,消除不正常心态,减轻不必要的心理压力,尽力避免情绪激动,以免诱发心绞痛和心肌梗死。医师与患者在心理上要达到最佳沟通,除安抚其情绪外,还应调整其心情,在情感和精神上给予支持、鼓励,使患者保持心理上的相对平衡状态。冠心病患者要学会自我调节心理,自我改善心理状态,消除焦虑、烦躁、情绪激动、药物依赖心理等,以使心情平和,保持情绪安宁和稳定,这不但有助于控制病情、更好发挥药物治疗的作用,使之达到最佳心理和生理效应,病情得到有效控制,而且有助于预防心肌梗死、猝死等心血管意外事件的发生。

第四章
心功能不全

✚【疾病概况】

心脏是所有具备循环系统的动物都有的一个肌肉器官,它有节律地把血液泵出,通过动脉将血液送至全身各个器官和组织,提供营养和氧气,并带走代谢废物和二氧化碳。人类的平均心率是每分钟 72 次,如果一个人寿命是 66 岁,那么这个人一辈子心跳大约 25 亿次。男性心脏重量为 300～350 克,女性心脏重量为 250～300 克。人类的心脏有 4 个腔,分别是左心室、左心房、右心室、右心房。心功能不全分为代偿期和失代偿期。当心功能不全进入失代偿期之后就表现出各种临床症状,这个时期称为心力衰竭。心力衰竭通常称为充血性心力衰竭,即指心脏收缩功能下降,不能泵出足够的血液以满足机体的需要,能导致一系列临床表现,包括气短、下肢水肿和运动不耐受。

可以将心脏比作一台 24 小时不停工作的水泵,将静脉管道中的血液抽吸回心脏,然后将血液泵进动脉管道,去"灌溉"全身各处的脏器和组织。当水泵出故障的时候无法将血液泵出而聚集在泵里面,就形成了充血性心力衰竭,这时候就会有组织器官缺血的情况出现,如头晕、乏力等。同时,心脏充血也使后续血液无法回到泵里,这时候就有瘀血的表现。体循环瘀血主要表现在下肢水肿;肠道瘀血导致消化不良;肺瘀血导致不能平卧,运动后气喘。

沪上中医名家养生保健指南丛书

导致心力衰竭的常见原因有心肌梗死、心肌缺血、高血压、心脏瓣膜病和心肌病等。心力衰竭非常普遍,在发达国家大约有2%的成年人患有心力衰竭,65岁以上的人群中这一比例更高达6%～10%。中国近年来社会经济快速发展,人民生活水平不断提高,生活方式愈来愈接近欧美发达国家,冠心病、高血压病发病率逐年递增,由此引发的心力衰竭也快速增长。心力衰竭治疗花费高,使人丧失劳动能力,并且预后很差。故做好心功能不全的早期预防保健工作是件极为重要的任务。

中国传统医学极为强调"治未病",即在早期就发现疾病,将其消灭在萌芽状态。中医学认为,心功能不全的病因与先天禀赋不足、外邪入侵和其他脏器影响心脏有关。此外,还与劳累过度、妊娠、药物中毒、饮食不洁有密切关系。当邪毒侵肺,肺失宣降而咳嗽,日久而至肺气不足,累积心脉,则心气不足,阻碍血行,故见气短、心悸等。或抑郁日久,情志失调,肝失疏泄,三焦通调不畅,而致水液代谢失调,故见尿少、水肿、不能卧。日久或脾肾阳虚,抑或肺肾皆虚,肾不化水,凌心射肺而有心悸,咳嗽不能平卧。至心肾阳气虚衰之严重阶段,阳气虚脱于外,阴寒弥漫于内,出现四肢厥冷、冷汗淋漓、神志不清、脉微数无力等危象。

✚【养生指导】

心功能不全的养生指导原则:调畅情志、合理饮食、养成良好生活习惯、适量运动、积极控制危险因素、定时体格检查。

一、发病前预防

1. 危险因素预防

由于生活条件的改变,疾病谱也发生了变化。过去心功能不全多由风湿性心瓣膜病和心肌病引起,近年来由于生活水平提高,治疗条件改善,由糖尿病、高血压引起的冠心病心肌缺血和心肌梗死已成为心力衰竭的主要发病原因。冠心病的高危人群包括：①有高血压、糖尿病、冠心病等家族遗传史者；②有肥胖、高血压、高血脂、高血糖等代谢综合征者；③有吸烟、酗酒、缺乏运动等不良生活行为者；④精神心理压力过重、神情抑郁者。对于这些高危人群，要有针对性地预防，如控制血压和血糖于合理水平，合理饮食锻炼，控制体重，降低血脂，戒烟限酒，自我放松心情等。对于有高血压、糖尿病家族遗传史的人群，更要注意定期体格检查，早期发现问题，及时控制。

2. 调情志，畅气机

中医非常强调情志致病，一直认为："心者君主之官也"，"心主神明"，"心主神智"，"心主宰脏腑功能协调"。《黄帝内经素问·灵兰秘典论》记载："心者，君主之官也，神明出焉。"《素问·调经论》中提到"心藏神"更说明心与情志的关系极为紧密，任何的情志变化都会影响到心脏，而心脏的功能不全也会直接影响到人的情志。故调情志、畅气机在心功能不全的预防方面更为重要。中医七情，即喜、怒、忧、思、悲、恐、惊。而七情又分属五脏，即喜伤心，怒伤肝，忧(悲)伤肺，恐(惊)伤肾，思伤脾。虽然情志损伤的脏腑各不相同，但因为人体是一个有机的整体，情志活动复杂多变，且统于心，故应平日避免情绪的大起大落，做到恬淡虚无，精神内守。正如《素问·上古天真论》说："恬淡虚无，真气从之，精神内守，病安从来？是以志闲而少欲，心安而不惧，形劳而不倦，气从以顺，各从其欲，皆得所愿。故美其食，任其服，乐其俗，高下不相慕，其民故曰朴。是以嗜欲不能劳其目，淫邪不能惑其心……所以能年皆度百岁而动作不衰。"

3. 调饮食

中国有句俗话叫民以食为天。中国有八大菜系，中国菜风靡全球。但是真正懂得怎么吃，吃什么健康的人却很少。心功能不全的饮食预防主要还是从防止高血压、高脂血症、冠心病入手，应做到以下几点。

(1) 限制钠盐的摄入

世界卫生组织(WHO)建议,一般人群每日食盐量为6～8克。我国居民膳食指南提倡每人每日食盐量应少于6克。对于有轻度高血压者,建议应控制在4克。因钠会加重体内的水钠潴留,血容量增多导致高血压。

(2) 少吃甜食

因过多摄入的糖分会转换为脂肪和胆固醇,沉积在皮下和血管内壁,导致动脉粥样硬化、血管狭窄,这是冠心病心肌缺血和心肌梗死的基础病因。

(3) 少吃动物脂肪

动物胆固醇含量高,同样会促使冠心病的发生。

(4) 戒烟限酒

长期吸烟加重高血压,血管内壁狭窄加重,促使心肌缺血的发生。

(5) 多食高钾食物

有研究表明,钾可以对抗钠的水钠潴留作用,促进液体排出体外,故应多食番茄、西葫芦、鲜蘑菇、各种绿叶蔬菜,以及橘子、苹果、香蕉、梨、猕猴桃、柿子、菠萝、核桃、西瓜等水果。

4. 合理运动

合理运动的好处在于可以通过运动降低体重,改善脂代谢紊乱。糖尿病患者可以促进血糖的控制,同时也能降压,防止冠心病的产生。运动频率和时间为每周至少150分钟,如每周运动5日,每次30分钟的小强度运动,加每周进行2次强度稍大的运动,这样能有效改善脂代谢紊乱的情况。对于体质较弱的老年人,可以进行一些强度较小的运动,如在小区的运动器械上稍做运动,或打太极拳等。同时,运动还能够缓解工作和生活带来的心理压力,缓解负面情绪,从而减轻情志对心脏的影响。

二、发病后养护

对于已经进入失代偿期的心功能不全,中医典籍中无心力衰竭病名,但却有喘证、水肿、心胀、心痹、心水等疾病与其临床症状对应。古代医家普遍认为慢性心力衰竭为本虚标实之证,即正虚为本,瘀水为标;虚以气虚为主,阴阳并损,标以瘀水痰湿为标,并可以累及它脏。故在临床治疗心力衰竭时,多以扶正为主,消补兼施。针对心肺气虚的喘证,多采用补益心肺,佐以健脾,方用养心汤加减。阳虚水泛的水肿多温阳利水,方用苓桂术甘汤合真武汤加减。气阴两虚患者则益气养阴,方用生脉散合人参养荣汤加减。同时,要注意饮食、起居、情志调节,生活规律,切不可随意损伤正气。达到"三分治,七分养"的目的。

1. 生活起居调节

慢性心功能不全常因感染而起,尤其是肺部感染;其他还有风湿热、感染性心内膜炎、泌尿道感染等。因此,患者在避免过度体力劳动的同时,还应注意防寒保暖,预防感冒,保证休息,并适当体育锻炼,提高自身免疫力,及时治疗各种感染,生活规律,按时作息,早睡早起,不熬夜。

2. 心理调节

心主神明,精神因素极易导致心力衰竭加重。故患者应保持平静的心境,精神放松,不要过度紧张,心存宽容,凡事不争强好胜。如病情不重的情况下,应多慢步,接触大自然,呼吸新鲜空气。老子云:"人法地,地法天,天法道,道法自然。"人只有与自然接触的时候才是最完满的状态。通过与自然的接触,可以调剂各种负面情绪,维持心态的平和。若条件不允许,也可通过静坐或静卧的方式,摒除思虑,达到忘我疾病的境界,以使气血和调,心脉通畅。

3. 饮食调节

(1) 限制钠盐的摄入

应根据病情采用低盐或无盐饮食,以预防和减轻水肿。低盐饮食即烹调时钠盐约为每日 2 克；每克食盐含钠约 400 毫克，约相当于酱油 10 毫升。其他摄入饮食含钠量应少于 1 500 毫克。所谓无盐饮食即烹调时不添加任何食盐及含盐制品，摄入食物中含钠量小于 70 毫克。但在大量使用利尿剂时，应注意监测电解质，如发生低钠应适当增加食物盐的含量。

(2) 限制水的摄入

充血性心力衰竭中，由于心脏泵功能衰竭，身体会有严重水肿情况。由于水的潴留总是伴随着钠的潴留而发生，因此低钠饮食时不必严格限制进水量。对于严重心力衰竭，尤其伴有肾功能不全的患者，由于肾脏排水能力降低，低钠饮食的同时也必须控制水分的摄入。

(3) 保持钾盐的平衡

心力衰竭患者在摄入不足、吸收不良、大量使用利尿剂情况下可出现低钾血症。缺钾可引起肠麻痹、严重心律失常、呼吸麻痹等，并易诱发洋地黄中毒，造成严重后果。故对长期使用利尿剂治疗的患者，应鼓励其多摄食含钾量较高的食物和水果，如香蕉、橘子、枣、番木瓜等。必要时应补钾治疗，或将排钾与保钾利尿剂配合应用，或与含钾量较高的利尿中草药如金钱草、苴蓿草、木通、夏枯草、牛膝、玉米须、鱼腥草、茯苓等合用。另一方面，当钾的排泄低于摄入时，则可产生高钾血症，见于严重的心力衰竭，或伴有肾功能减退以及不谨慎地应用保钾利尿剂。轻度患者对控制饮食中钾和钠以及停用保钾利尿剂反应良好，中度或重度高钾血症宜立即采用药物治疗。

(4) 控制脂肪和蛋白质摄入

轻度心力衰竭的患者对蛋白质的摄入量每日每千克体重 1克。但严重心力衰竭时，应减少蛋白质的供给，每日每千克体重0.8 克。因为蛋白质具有特殊动力学作用，增加机体的代谢率，加重心脏负担。肥胖患者的心脏负担比一般人要重，当发生心力衰竭时，应控制脂肪等高能量物质的摄入，每日摄入 40～60

克。因为脂肪产热量高且不易消化,胃内停留时间长,抑制胃酸分泌,影响消化,促使横膈上升,压迫心脏,加重心力衰竭。在控制体重的同时,也能降低机体的代谢,减轻心脏负担。

(5) 增加糖类的摄入

心力衰竭患者主要靠糖类提供能量,每日300～350克。糖类消化吸收都很快,胃中停留时间短,排空快,可减少胃对横膈的影响,减轻对心脏的压迫。宜选食含淀粉及多糖类食物,避免过多蔗糖及甜点心等,以预防胀气、肥胖及三酰甘油升高。

(6) 维持电解质平衡

心力衰竭时,钾的代谢失调最为常见。当摄入不足,丢失增多,利尿剂治疗不当时,可出现低钾血症。低钾血症会引起肠麻痹、心律失常,甚至诱发洋地黄中毒等,这时应摄食含钾高的食物,如干蘑菇、紫菜、香菜、香椿、菠菜、苋菜、香蕉等。如果肾功能减退,钾无法排出而出现高钾血症时,则应选择含钾低的食物,如菱粉、水面筋、千张、凉粉、鸡蛋、鸭蛋、南瓜、海参等。钙与心肌的收缩性密切相关,心肌内钙离子浓度直接影响心肌收缩力。高钙可引起期前收缩及异位收缩,而低钙使心肌收缩力降低,故保持钙的平衡在治疗中有积极意义。

4. 药物调节

(1) 西药治疗

1) 血管紧张素转化酶抑制剂(ACEI)　延缓心室重塑,阻止心室扩大的发展,有效降低死亡率。

2) 利尿剂　适用于所有有症状的心力衰竭患者,目的在于控制心力衰竭者的液体潴留,即便水肿消退也应最小有效剂量长期维持治疗。使用时注意监测电解质,防止发生电解质紊乱。

3) 洋地黄　能有效增强心肌收缩力。使用时注意剂量掌控,避免出现洋地黄中毒等不良反应。

4) β-受体阻滞剂　最新的研究显示,适当使用β-受体阻滞剂从长期来看可以减少心力衰竭进展。

沪上中医名家养生保健指南丛书

（2）中药治疗

1）八珍汤合失笑散加减　适用于气虚血瘀的心力衰竭,多表现为气短不续、心悸、胸脘憋痛、舌质紫暗、脉细涩等。

2）归脾汤加减　适用于心脾气虚的心力衰竭,多有心悸怔忡、头昏少寐、脉细、苔薄、舌嫩等。

3）济生肾气丸或真武汤加减　适用于脾肾阳虚的心力衰竭,常见心悸、头晕、肢体水肿、尿少、苔白、舌嫩润、脉沉细。

（3）常用中成药

1）归脾丸　适用于心脾气虚者。

2）六君子丸合玉屏风丸　适用于脾肺气虚者。

3）十六味杜鹃丸或金匮肾气丸　适用于脾肾阳虚者。

4）八珍丸合失笑散　适用于气虚血瘀者。

5. 针灸调节

（1）体针

主穴选内关、间使、通里、少府、心俞、神门、足三里。若水肿者,取水分、水道、阳陵泉、中枢透曲骨,或三阴交、水泉、飞扬、复溜、肾俞,两组穴位可交替使用。咳嗽痰多,加尺泽、丰隆;嗳气腹胀者,加中脘;心悸不眠者,加曲池;喘不能平卧者,加肺俞、合谷、膻中、天突。每次取穴 4～5 个,每日 1 次,7～10 日为 1 个疗程,休息 2～7 日再行下 1 个疗程。

（2）耳针

主穴选心、皮质下、神门、内分泌、交感。风湿性心脏病者,加肾上腺、风湿线;水肿重者,加肾、脾;胸闷、气喘甚者,加肺、胸。每次取 3～5 穴,中等刺激,留针 30～60 分钟,每日 1 次。两耳交替使用。10 次为 1 个疗程。

（3）艾灸

取心俞、内关、神门、巨阙。按艾卷温和灸法操作。每日1～2 次,每次每穴灸 15 分钟,10 次为 1 个疗程。

由于针灸要求较高的医疗技术,故仅供大家了解,切忌自己进行治疗,一定要到专业医疗机构进行治疗。

6. 推拿调节

推拿治疗可以在相关医师指导下进行,常用的有揉内关,掐合谷,揉曲池及三阴交,按胸骨,捏腋前,按神门,分推额前,捏上臂法,挤推背部,按肩胛,分肋,横摩腰。这些患者可以在家里自己进行治疗,或者让家属帮助推拿。

沪上中医名家养生保健指南丛书

第五章
心律失常

【疾病概况】

心律失常是心血管系统最常见的疾病之一,患者常以心悸心慌、惊惕不安、不能自主为主要临床特征,属于中医学"心悸"、"怔忡"的范畴。

心脏的规律跳动,受到一套严格的心电传导体系控制,由窦房结这个司令部发出指令,传令给房室结,最终指挥心肌细胞有秩序地完成心脏的收缩活动。各个环节不能早,也不可晚。任何拖延或者激进都会引发相应的心律失常。

司令部发出一个收缩指令,若房室结延迟传令给心肌细胞,就产生了不同程度的房室传导阻滞;当心脏的其他细胞成员,不听从司令部的指令,自己引领起一次心脏收缩,那么这个不受控制的成员,就成功引发一次期前收缩(早搏);心脏受到来自大脑或者其他药物的刺激,司令部或其他心肌细胞被迫快速发出心肌收缩指令,引起心跳加快,这就是所说的心动过速。

心脏器质性病变(如冠状动脉粥样硬化性心脏病、心肌病、风湿性心脏病、先天性心脏病、病毒性心肌炎、肺源性心脏病、高血压性心脏病等)导致心肌细胞结构改变、功能损伤或者心肌供血障碍,最终影响心电传导系统的异常,发展为各种心律失常;另外,药物、化学因素也可通过体液,作用于交感、副交感神经,使其功能失调,这种类型的心律失常也不少见,多为功能性心律失常;其他病因尚有电解质紊乱、内分泌失调、麻醉、低温、胸腔或心脏手术、中枢神经系统疾病等,部分病因不明。

中医学认为心悸病的病因复杂,归纳起来不外乎"邪、情、痰、瘀、虚"。邪即感受风、寒、暑、湿等外邪;情即情志不畅;痰即痰饮内停;瘀即瘀血内阻;虚即脏腑气血阴阳的亏虚。不论何种病因,最终导致心神失养、心神被扰或心脉闭阻而发病。

心律失常因频率、节律等不同,其临床表现也各不相同。快速型心律失常患者常有心慌、胸闷、气促、头晕、出汗、恶心等症状。缓慢性心律失常或者早搏患者,往往会有心跳停顿、胸闷等症状,有些患者会形象地描述为感觉似乎在"荡秋千",也有部分患者描述为"心突然提到了嗓子眼"。

中医诊治心悸,当分清虚实辨治。虚者为气血阴阳不足,心失所养引起,故心悸以劳累后易发,休息后缓解较为多见;实者或为痰火扰心,或为受惊后心失所主,或为外邪内传扰心,痹阻心脉引起,故病因不去则心悸不止。

本病若属功能性心律失常,或心悸偶发,调理治疗后可以痊愈。若患者年老体衰,经治疗后仍反复发作,进一步损伤气血阴阳,病症易迁延日久,若复受外邪,如天气变化急促、情绪波动、疲劳、感冒、惊吓等,则诱发或加重,预后较差,若延于治疗,甚至危及生命。

✚【养生指导】

人体的健康就像木桶里的水,各个脏腑功能是组成健康木桶的木板,最后健康之水是由那根最短的木板决定。所以了解自己家族病史,提早防治,是必要的。有心律失常家族史,有高血脂、高血糖、高血压家族史,抵抗力差的人群,可相应注重心脏的护养。若出现心慌、胸闷症状,应及时去医院诊治。

心律失常的养生指导原则:营养均衡,合理饮食;健康生活,良好习惯;劳逸适度,适当运动;调整心态,保持愉悦。

沪上中医名家养生保健指南丛书

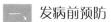
一、发病前预防

正常人体,处于阴平阳秘,脏气平和,腑气通达。天有四时五行,人体作出相应的调节以适应四季气候变化。当机体抵抗力减弱,或外界季节气候更替异常,超过了人体调节的能力,则会发病。《黄帝内经·素问》曰:"法于阴阳,和于术数,饮食有节,起居有常,不妄作劳,故能形与神聚,而尽终其天年,度百岁乃去。"

1. 营养均衡,合理饮食

中医学认为,饮食可以化生水谷精微及气血,这是维持人体生命活动的基本条件。饮食失节或偏嗜、饥饱失常等不良的饮食习惯也会导致心脏功能失调。所以,日常饮食要定时、定量,避免过度油腻,避免过饥过饱,避免辛辣刺激,多吃新鲜蔬菜和水果,并且要注意营养搭配全面合理。平时可以多食用对心脏有益处的食物,如红枣、小米、鸡蛋、核桃、鱼虾等。同时也要戒烟限酒,因为吸烟不但是肺癌的致病因素,对心脑血管的损害也很大;而酒、浓茶、咖啡等较易引发心律失常。《养生要集》曰:"酒者,能益人,亦能损人。节其分剂而饮之,宣和百脉,消邪却冷也。"酒精可以直接作用于交感神经,交感神经亢进可以产生过多的儿茶酚胺,使血中浓度升高,引发心动过速。偶尔大量饮酒,心律可以自行恢复,但长期大量饮酒,则可能产生早搏、房颤、传导阻滞,甚至恶性心律失常或突发猝死。少量的酒对人体是有益的,要低度(<30°)、少量(<50毫升)和减少次数(每周≤3次)。

2. 健康生活,良好习惯

养成良好的生活习惯,就要从生活细节做起。首先要做到起居有常。起居有常是中医养生的基本要求,只有起居有时,生活规律,才能很好地调神养气,提高环境适应能力。其次要做到寒温适宜。根据外界环境的温度变化,适当加减衣物。居室内空气清新,温度适宜,避免外邪侵袭。居室环境宜安静,避免突然性噪声、杂音等一切不良刺激。

3. 劳逸适度,适当运动

过度劳累会导致气血运行不畅,进而出现心律失常等心脏疾病。所以要尽量做到劳不伤神,动不伤形。平时要劳逸结合,注意休息,保证充足的睡眠。另外,可以持续适当适量的体育锻炼,通过锻炼调畅气机,益神养心,增强体质,延年益寿。如太极拳是中华民族经过几千年沉淀下来的运动,长时间练习太极拳可以提高心脏泵血功能,改善心肌舒张能力。其他轻柔和缓的运动,如瑜伽、八段锦、通络操等,也可以达到强身健体的作用。

4. 调整心态,保持愉悦

中医学认为,喜、怒、忧、思、悲、恐、惊等情志活动对机体生理功能起着协调作用。现代医学认为,七情失调可通过大脑中枢神经系统使心脏神经功能及内分泌激素释放失衡,导致心律不齐。所以要保持良好的精神状态,避免情志刺激以及思虑过度。遇事要随时调整心态,不生气、不动怒,以平常心泰然处之。

二、发病后养护

心悸发病,多与素体亏虚、饮食失节、情志失调、劳欲过度等因素有关,故在治疗的同时,也要注意饮食、起居、情志等方面的调摄。需要叮嘱患者重视整体调摄、生活规律改变,从而达到"三分治,七分养"的目的。发病后,当以扶正祛邪为主,减少复发次数或缩短发作时间,延缓病情发展。

1. 预防诱发因素

一旦确诊心律失常后,患者往往高度紧张、焦虑、抑郁,严重关注,甚至频频求医,迫切要求用药控制心律失常。应当注意病因、诱因的防治,减少心律失常的发作。

(1) 稳定的情绪,乐观的心态

中医认为,喜、怒、忧、思、悲、恐、惊为七情,若七情太过,超过自身调节的能力时,气机逆乱、瘀滞,脏腑气血紊乱,易引发旧疾。故应当保持平和稳定的情绪,精神放松,不宜过度紧张,尽量清心豁达,宽容大气,多接触大自然,呼吸新鲜空气,人与自然的相容,也可调节郁结之气。若不能自行调节,心情抑郁,嗳气叹息,胸胁胀满,可口服逍遥丸、越鞠丸之类调畅气机,以使气血和调,心脉通畅。

(2) 自我监测

在心律失常不易被仪器捕抓时,患者自己最能发现问题。有些心律失常多有先兆症状,若能及时发现,及时采取措施,可减少甚至避免再发心律失常。

(3) 生活要规律

养成按时作息的习惯,保证充足的睡眠。因为失眠可诱发心律失常。运动要适量,量力而行,不要勉强运动或运动过量,不做剧烈及竞赛性活动,可练气功、打太极拳。洗澡水不要太热,洗澡时间不宜过长。养成按时排便习惯,保持大便通畅。饮食要定时定量。节制性生活,不饮浓茶,不吸烟。避免着凉,预防感冒。

2. 药物治疗

心律失常有各种类型,临床上通常分为快速性和缓慢性心律失常两大类。由于心律失常的诊断须由医学专业人士判断,故而治疗也应听从专业医师的指导,切勿自行用药或加减药量,以免造成无法预测的后果。一旦用药以后,也应定期至主治医师处复诊及观察用药效果和调整用药剂量,如定期复查心电图、电解质、肝功能、甲状腺功能等,因为抗心律失常药可影响电解质及脏器功能。

建议平时可随身携带一些急救药物,如麝香保心丸、速效救心丸等,发病时可舌下含服以减轻症状,并及时至医院就诊。

3. 膳食调养

中医的优势还在于“既病防变”。中医的调理可以及时阻断、中止疾病的发展,延缓下一次发病时间。《诸病源候论》云:"心藏神而主血脉,虚劳损伤血脉,至令心气不足,因而邪气所乘,则使惊而悸不安",所述气血对心神的影响。对虚者应该补气血,调阴阳,使用养心安神之品,使心神得养则安。对实者或行气化瘀,或化痰逐饮,或清热泻火,并配以重镇安神之品,使邪去正安,心神得宁。通过饮食疗法来治疗疾病,通过食疗来养护心脏。

根据不同类型的心悸,可以选择进行相应的药膳滋补。

1)百合粥 百合 20 克,生地 10 克,杞子 10 克,桑葚 10 克,粳米 80 克,冰糖适量。将百合剥皮、去须、切碎,与生地、桑葚、杞子及洗净的糯米同入砂锅中,加水适量,煮至米烂汤稠,加入冰糖即成。温热服。本粥滋阴除烦,养心安神。适用心悸不安,伴有头晕耳鸣,手足心热,腰膝酸软等症。

2)酸枣仁粥 酸枣仁 10 克,熟地 10 克,玫瑰花 10 克,绿萼梅 10 克,粳米 80 克。将酸枣仁置炒锅内,用文火炒至外皮鼓起并呈微黄色,取出,放凉,捣碎,与熟地共煎,去渣,取汁待用;将粳米淘洗干净,加水适量,煮至粥稠时,加入药汁、玫瑰花、绿萼梅,再煮 3～5 分钟即可食用。温热服。本粥养肝阴,疏肝安神。适用肝血虚引起心悸,伴有心烦、胸胁不适、失眠多梦等症。

3)柏子仁桂圆红枣粥 柏子仁 15 克,桂圆肉 15 克,红枣 10 颗,粳米 80 克。将柏子仁去除皮、壳、杂质,捣烂,桂圆肉捣烂,同粳米一起放入锅内,加水适量,用慢火煮至粥稠时,可加入少许红糖,搅拌均匀即可食用。温热服。本粥补益气血,养心安神。适用于心血不足引起的心悸怔忡,伴有虚烦不眠、健忘,或习惯性便秘等症。

4)人参桂圆陈皮粥 生晒参 6 克,桂圆肉 10 克,麦冬 9 克,陈皮 6 克。将生晒参、桂圆肉捣烂,同粳米一起放入锅内,加水适量,用慢火煮至粥稠时,可加入少许红糖,搅拌均匀即可食用。温热服。本粥大补元气,养血安神。适用于气阴两虚引起的心悸,伴有疲倦懒言、气短乏力、面无血色等症。

5) 煲汤　在平时煲汤过程中,也可以加入相应的药材,来改善症状。若心悸伴有神疲乏力、汗出、气短,可以加入黄芪、党参、麦冬于汤粥中,共奏大补元气,养阴生津之效;若心悸伴有善惊易恐、多梦易醒,可以加入人参、龙骨、茯神于汤粥中,以镇静定志,养心安神;若心悸兼有心烦少寐、腰膝酸软、手足心热等,可以加入生地、玄参于汤粥中,以滋阴降火,养心安神;若心悸伴有胸胁不适、面唇紫黯、舌有瘀斑等,可以加入丹参、川芎、红花于汤粥中,以活血化瘀,理气通络。

4. 刮痧、自我穴位按摩及耳穴治疗

(1) 刮痧

刮痧可以促进微循环、新陈代谢,调节亚健康。刮痧时使通透性紊乱的毛细血管破裂,排除毒素,促进血液循环。痧,即渗出血脉之外存在于皮肤组织之间的离经之血。一般而言,对相应皮肤的经络、穴位进行刮拭时,轻刮为补,重刮为泻。

心脑血管的保健,刮痧主要经穴当以膀胱经和心包经为主。膀胱经的心俞、肺俞、膈俞及心包经的内关、间使均是治疗心律失常的常用穴位。膀胱经可沿胸椎脊柱两侧旁开 1.5 寸,自上而下以刮痧板轻刮至皮肤潮红;心经,其体表走向是从左乳上方往上行至腋窝,再沿手臂内侧中线行至左手中指指端。在心包经刮痧,至皮肤潮红或出现痧点即止。刮痧一般应从上向下,即从腋窝部向手部刮痧。两经可轮流交替选用。在刮痧的过程中,可在相应的穴位稍加压力,以不致皮损为度,从而达到改善症状的目的。

(2) 自我穴位按摩

心悸多属虚证。气血亏耗,心失所养,导致心阳不振,气机不调,故见心悸气短、胸闷太息、脉结代等症。运用按摩手法点按肺俞、心俞、膈俞,可增强心肺正常的生理功能。内关强心宁心,对消除心悸有独到的效果,故治疗中可重复使用。结合太

渊、合谷,又能调理气机,消除胸闷。

1)全身套路手法推运　运力轻柔。在推运中,重点结合背部大杼到膈俞段膀胱经推擦,揉热并保持热度 2 分钟;并取穴肺俞、心俞、膈俞,每穴平揉压放各 50～100 次;合谷、太渊、内关,每穴平揉压放各 50～100 次,完毕后,内关重复揉压 1 遍;足三里、太溪、三阴交,每穴平揉压放各 50～100 次。

2)足底反射区按摩　根据生物全息论,脚被誉为"人体的第二心脏"。足底按摩法,通过按摩病变器官或者腺体的反射区带,刺激各部位反射区,使得血液循环畅通,排除积聚在体内的废物和毒素,使得新陈代谢作用正常运作,最终达到治疗效果。

每晚临睡前,用热水泡脚 5 分钟后,心律失常患者可以选择按摩足底的肾、输尿管、膀胱、心、肺、肾上腺、垂体、甲状腺、支气管、胃、横膈膜、胸脊椎等反射区。手法要先轻后重,由外及内、由表及里,均匀柔和,以患者承受度及不产生不适感为度。

(3)耳穴治疗

《灵枢·邪气脏腑病形》亦说:"十二经脉,三百六十五络,其血气皆上于面而走空窍。其精阳气上走于目而为睛,共别气走于耳而为听。"因此,十二经脉均直接或间接上达于耳。耳郭的神经、血管最为丰富,刺激耳甲郭、耳甲腔等处,有调整机体内分泌系统以及内脏功能的作用。

心律失常患者的耳穴贴压,主要取穴为心、交感、神门、枕、皮质下。①心:活血化瘀,补心气,扶心阳,直接增强心脏的功能;②交感:滋阴潜阳,现代医学认为可调整自主神经,故可以治疗心律失常;③神门:镇静安神,是治疗心律失常的经验穴;④枕:镇静安神,以加强神门穴的作用;⑤皮质下:是近代研究和命名的耳穴,可以调整大脑皮质的功能,平衡兴奋与抑制功能,是治疗高级神经中枢引起的各种疾病的主穴,对治疗心律失常、神经衰弱等有很好的疗效。诸耳穴可每日选取 2～3 穴,每日 3 次,每次每穴按压 100 下左右。

沪上中医名家养生保健指南丛书

5. 运动养护

不同类型的心律失常,也有不同的运动要求,保证劳逸结合,张弛有度。运动刺激交感神经,可使儿茶酚胺分泌亢进、刺激传导速度加快,有心脏病基础疾病的患者易引发心律失常。故应在医师指导下进行适当合理的运动。

1) 缓慢性心律失常　窦性心动过缓、窦房传导阻滞,如无自觉症状,运动后也不恶化,可无须限制一般有氧运动,量力而行,但不可进行伴有冲撞性的运动。

2) 快速性心律失常　阵发性心房纤颤、扑动和阵发性室上性心动过速等,如运动会诱发发作,则应限制运动;如运动后并不发作可适当运动。

3) 室性期前收缩　如运动后期前收缩增加或出现二联律,原则上应限制运动,或经医师许可情况下适量运动;有晕厥先兆,持续性心动过速距最后一次发作不满 6 个月者,或存在 Ⅱ 度房室传导阻滞等,均禁忌运动。

4) 束支性传导阻滞　完全或不完全性右束支传导阻滞一般不必限制运动,而左束支传导阻滞运动后出现房室传导阻滞或其他异常变化时,应限制运动。

5) 其他　合并有心力衰竭、不稳定心绞痛,或室性期前收缩呈连发性、多源性,或存在室性心动过速者,均不适合进行运动疗法。

第六章
风湿性心脏病

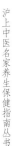【疾病概况】

风湿性心脏病简称风心病,是由风湿性炎症过程所致的瓣膜损害。心脏4个瓣膜受累情况与其所承受负荷有关,一般以二尖瓣病变最常见,主动脉瓣病变较少见。

临床表现根据病情轻重可有疲劳、乏力、呼吸困难、心悸、心慌、劳累,或平卧时可出现咳嗽、咯血。二尖瓣狭窄患者唇、颊部出现发绀,右心衰竭者可有食欲不振、腹胀、肝区疼痛及黄疸、尿少等表现。体征主要表现为瓣膜区出现典型病理性杂音,心尖搏动弥散,胸骨左缘有抬举性搏动等。如单纯二尖瓣狭窄,在心前区可出现第一心音亢进,舒张期由弱渐强的隆隆样杂音;二尖瓣关闭不全,心尖区可闻及收缩期吹风样杂音;若心脏功能失代偿,可出现一系列相应体征,如水肿、肝脾大、胸腹水和心包积液等。按中医分型,心气虚证:心悸、气短,活动后加重,同时精神倦怠,舌淡嫩,苔薄白,脉虚细;心阳虚证:心悸怔忡,胸闷气短等心气虚症,同时还出现肢冷畏寒、面色苍白、口唇发绀或自汗等,舌质淡嫩,脉弱或结代;心血虚证:心悸头晕,倦怠、乏力、面色无华,舌质淡红,脉细弱;心血瘀阻证:心悸气短、胸刺痛,或口唇发绀等,舌质紫黯,脉细涩或结代。

一般治疗及饮食治疗:风心病患者在生活中要保暖避寒,预防感冒,急性期卧床休息,待红细胞沉降率等指标正常后,适当控制活动量;心功能尚正常者,可进行轻体力活动;心功能不全者,不宜参加体力劳动;重度心功能不全者,要卧床休息治疗。在代偿期要注意保护心肌的代偿力。在饮食方面,宜清淡,避免辛燥、肥腻之品,水肿时宜低盐饮食。急性期病情控制后,要注重固护卫表,防止外感。卫表不固者,可用玉屏风散冲服。慢性期注重益心气,佐以活血通脉,可选用人参、黄芪、百合、当归、丹参、茯苓、薏苡仁等。

✚【养生指导】

风心病的养生指导原则:营养均衡,饮食清淡;劳逸适度,适当运动;调整心态,保持愉悦。

一、发病前预防

1. 风心病的饮食注意点

1)低盐饮食　风心病易发生水肿,因而必须限制食盐的摄入量,防止水肿加重,防止心脏负担增加,一般来说,风心病患者每日食盐的摄入量1~5克较为合适。同时应少吃含钠丰富的食品如香蕉等。

2)低脂肪饮食　高脂肪饮食不利于消化,会增加心脏负担,或诱发心律失常等。

3)避免饮水过多　大量饮水、或茶、汤、果汁或其他饮料等,会迅速增加血容量,进而增加心脏负担。因此,进食饮料不要太多,最好一次不超过500毫升。需要多喝水时,分成几次喝,每次少一点,相隔时间长一些,根据小便量来调节进水总量。

4)戒刺激性食物和兴奋性药物　辣椒、生姜、胡椒、烟酒和大量饮浓茶,服咖啡因、苯丙胺等兴奋药,可使血压升高,神经系统的兴奋性增强,导致心率加快,甚至诱发心律失常,从而加重心脏负担,使心肌瓣膜功能受到损害。在风心病患者心功能不佳时,尤应注意。

2. 风心病饮食推荐

1) 海带苡仁汤　海带 20 克,薏苡仁 20 克,鸡蛋 2 个,食油、味精、盐、胡椒粉适量。海带洗净切条,薏苡仁洗净。共放入高压锅内,加水将海带、薏苡仁炖至极烂。铁锅置旺火上,放入食油,将打匀的鸡蛋炒熟,立即将海带、薏苡仁连汤倒入,加盐、胡椒粉适量,炖煮片刻即可,佐餐食用。功效强心利尿,适合气虚痰湿水肿患者。

2) 扶正滋阴安神汤　母鸡、白鸽各 1 只,大冬瓜 1 个,红参、葵花瓤、远志各 9 克,朱砂 1.5 克,炒枣仁 30 克,玉竹 15 克。母鸡、白鸽宰杀去毛,除去肠、胆,留五脏;冬瓜从顶部切开挖去瓤。将白鸽装于母鸡肚中,各味中药用纱布包好,也一起放入大冬瓜内,加水,把切开的冬瓜对齐盖上,用黄泥把冬瓜封闭,放入点燃的谷糠内煨 24 小时。取出瓜内之物,吃肉喝汤。功效养血宁心,适合气虚、营养水平较低的患者。

3) 白果莲子乌鸡汤　白果 100 克,莲子 100 克,糯米 50 克,乌骨鸡 1 只,食盐、黄酒、葱白、生姜各适量。将乌骨鸡宰杀去毛及内脏洗净,入沸水略烫后捞出;白果去壳,糯米淘净,与莲子一起塞入鸡腹内放入锅中,加入净水、葱、姜、黄酒,烧沸后,改用文火煨炖至熟烂,再加些食盐,略炖即成。隔日 1 次,佐餐食用。能够补心肾,填精华。相宜于风心病心肾俱虚,血少精亏患者(出自《濒湖集简方》)。

3. 风心病的中医穴位养生按摩

关元穴具有培元固本、补益下焦之功,凡元气亏损均可使用。临床上多用于泌尿、生殖系统疾患。现代研究证实,按揉和震颤关元穴主要是通过调节内分泌,从而达到治疗生殖系统疾病的目的。

(1) 位置

位于脐下 3 寸处。

(2) 取法

在脐下 3 寸,腹中线上,仰卧取穴(4 指横放即为 3 寸)(图

沪上中医名家养生保健指南丛书

6‑1）。

功用：培补元气、导赤通淋。

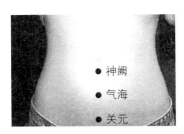

● 神阙
● 气海
● 关元

图6‑1　关元穴位置

（3）实践应用

主治病证：少腹疼痛，霍乱吐泻，疝气，遗精，阳痿，早泄，白浊，尿闭，尿频，黄白带下，痛经，中风脱症，虚痨冷惫，羸瘦无力，眩晕，下消，尿道炎，盆腔炎，肠炎，肠粘连，神经衰弱，小儿单纯性消化不良。中医认为，关元穴具有培元固本、补益下焦之功，凡元气亏损均可使用。

关元穴保健方法：用扶阳罐每日温灸3～5分钟，有强肾壮阳，增加男性性功能的功效，建议长期坚持使用，效果显著。

按摩：按揉法或震颤法。震颤法是双手交叉重叠置于关元穴上，稍加压力，然后交叉之手快速、小幅度地上下推动。操作不分时间地点，随时可做。注意不可以过度用力，按揉时只要局部有酸胀感即可。

（4）治疗功效

关元穴是小肠的募穴，小肠之气结聚此穴并经此穴输转至皮部。它为先天之气海，是养生吐纳吸气凝神的地方。古人称为人身三阴元阳交关之处；老子称之为"玄之又玄，众妙之门"。

1）强壮穴　作为保健强身长寿穴，用灸法。

2）补肾虚　脐下肾间之气藏于此穴。肾虚而腰酸或阳痿者，用灸法。

3）治虚喘　喘哮发作面色苍白,用灸法,特效。

4）治小肠病　为小肠募穴,可以治小肠各种疾病。

5）治糖尿病　强肾,可缓解糖尿病并发症,需配合足三里、三阴交穴。

6）治排尿不顺　灸后尿排顺,也可以用拍法,5 指并拢空拍,一次连续拍 108 下效果最好。

7）治各种血症　本穴为血液循环的强壮刺激点,又为先天气海,元阴元阳在此交会,虚症用灸,平时多揉按拍可促进血液循环。

二、发病后养护

1. 风心及相关合并症的中医调护

（1）风心病合并上呼吸道感染,驱邪化瘀调营卫

风心病日久迁延,正气受损,营卫失和,易遭邪侵,多见风热邪气入里或风湿入里化热,以致湿热蕴结,走窜经络,流注关节,遏阻心脉,故出现心悸胸闷,发热恶寒,关节红肿,痛不可触,舌赤苔黄,脉象滑数。治当散风活络,清热利湿,调和营卫。调和营卫,旨在扶正祛邪,增强机体免疫力,以达到正气内存、邪不可干之目的。如此治疗对于控制风湿活动、维护心脏功能是十分必要的。

可以用金银花、连翘、蒲公英等泡茶治疗。

（2）风心病合并肺淤血,肃肺化瘀调血脉

心居胸中而主血,肺在膈上而主气,风心病日久,必累及于肺,致使肺络阻塞,肃降无权,表现为两颧紫暗,唇甲发绀,心悸怔忡,咳嗽喘促,甚则咯血,舌质青紫,或带瘀斑,脉象细数,或兼有结代。治宜宣肺平喘,活血化瘀,以使肺气宣发,朝会百脉,相辅于心,通调血脉,改善心主血脉之功能。

可以用黄芪、丹参等泡茶。

（3）风心病合并心力衰竭,行水化瘀通心阳

心气下通于肾,肾气上承于心。风心病久之,心阳虚衰,进

沪上中医名家养生保健指南丛书

而累及于肾。肾阳虚则不能蒸水化气,脾失肾之温煦则运化失司,土不制水,以致水湿内停,凌心射肺,从而导致血瘀水阻之候。症见面唇青紫,心悸怔忡,喘咳倚息,动则加重,畏寒肢冷,全身浮肿,腹水肝大,舌质淡嫩或见瘀斑,脉沉细兼结代。治宜温阳化瘀,利水消肿。温阳一则改善肾之蒸化以行水,二则上助心阳,鼓动心脉,可增强心主血脉之功能,配伍利水消肿以治标。

可以用黄芪、薏苡仁、生姜等补气利水、健运脾阳。

(4) 风心病合并心肌缺血,养血化瘀通心脉

心脉瘀阻是本病主要病理基础。心脉瘀阻,络脉不充,则心肌失养,出现心胸刺痛,甚则牵及肩背,烦躁不安,唇甲发绀,舌紫暗或有瘀斑,脉涩或结代。治宜养血活血,通调心脉。

可以用丹参、三七等行血通脉。

2. 妊娠合并风心病的养生防护

在生育年龄的妇女,风心病占心脏病患者数的 70%,妊娠合并风心病是产妇死亡的主原因之一。因为孕妇对妊娠期血容量和血流动力学改变的耐受能力很差,易引起循环衰竭,母婴病死率很高。分娩期宫缩的疼痛可引起交感神经兴奋,使心率加快,每次宫缩时,子宫血管受到挤压进入体循环中的血量增加,两者共同促进心输出量的急骤增大,最高可达分娩前增加 10%～40%,比非孕期增加 60%～80%。妊娠生理变化不可避免加重心脏负荷,要准备好防止妊娠并发症的措施,防止心力衰竭发生,从而减少风心病孕妇治疗性中止妊娠。因此,妊娠合并风心病心功能Ⅰ～Ⅲ级,以往无心力衰竭者,允许妊娠;心功能在Ⅲ或Ⅲ级以上,6 个月内有风湿活动或合并有其他内科疾病,如慢性肾炎、高血压病、糖尿病者,一般不宜妊娠。

妊娠合并风心病属于中医学"妊娠心悸"的范畴。其病因病机主要由于孕妇素体不足,加之孕后劳倦过度,或七情过激或久病损伤等因素,导致心气或心阳虚衰,血脉因而瘀阻,水饮内停而形成本病。因此,从中医角度说,妊娠合并心脏病的形成以阳

气虚弱为本,以瘀血、水饮为标。但在久病之后,水饮、瘀血又可以反果为因,加重病情,因而对此病应及时辨证施治。

3. 风心病瓣膜术后的中医药康复

(1) 制订程序以促进心脏康复

帮助患者制订科学合理的康复程序(如运动程序、心理调整程序、教育程序、随诊程序等),是促使心脏康复的有效手段之一。运动训练与药物治疗一样,同样需要合理处方,根据患者具体情况制订运动康复形式、强度和时间。值得注意的是,风心病二尖瓣狭窄术后患者的运动量不宜过大,要根据患者的身心承受能力来控制。针对患者因病所致的心理障碍,进行心理治疗,矫治患者的不良心理行为。

心房内血栓形成是瓣膜置换术患者的常见并发症,抗凝是预防血栓形成的主要措施。这就需要患者定期检测出凝血时间,以此调整抗凝药物的剂量。目前,国际上多采用国际标准化比率(INR)来监督出凝血状态。一般 INR 应保持在 2.0～2.5,过高易导致出血,过低易导致血栓形成。有必要对患者进行术后随访观察,包括病史、体格检查、心电图、多普勒超声心动图、血常规、出凝血时间等。如患者病情稳定,亦无任何并发症,除定期检测出凝血时间外,一般亦应每年定期全面检查 1 次,以防患于未然。

(2) 预防感染性心内膜炎的发生

感染性心内膜炎是由细菌、真菌及其他微生物(病毒、立克次体等)经血流直接侵犯心内膜、心瓣膜或大动脉内膜的感染性疾病,心脏术后早期的感染性心内膜炎死亡率较高,有急性和亚急性之分。急性属于中医学的外感热病,亚急性多属于内伤发热和复感外邪所致,约80%在心瓣膜病变的基础上发生。根据中医"不治已病治未病"的原则,积极防治上呼吸道感染,是防止感染性心内膜炎的有效措施。患者平时应注意气候变化,特别是在季节交替时,注意寒温调摄。流行性感冒发生时,避免在人多的场合逗留。一旦感染,应积极治疗,以杜绝感染性心内膜炎的发生,病初应根据风寒风热分别以荆防败毒散、银翘散化裁。

(3) 活血化瘀以防血栓

血栓栓塞是瓣膜置换术后的重要并发症,在置换机械瓣者明显高于生物瓣者;置换二尖瓣区者高于主动脉瓣区者。主要与巨大左心房并有心房纤颤史,以及抗凝不当有关。因而,风心病二尖瓣狭窄及术后是左心房血栓形成和体循环栓塞的高危人群,是风心病致残、致死的主要原因。平时可以适当服用丹参、三七等活血化瘀;如服用华法林,要注意咨询医师,将 INR 指标控制在目标范围内。

(4) 温阳利水以纠心力衰竭

中医学认为,心力衰竭与心脾肾阳虚有关,常由六淫外邪,思虑劳倦而诱发,而且早期多为心肺气虚,日久多为心肾阳虚,脾肾阳虚,甚至阳气虚脱。风心病二尖瓣狭窄术后的心力衰竭多为心肾阳虚、水气内停、心脉痹阻所致,温阳利水刻不容缓。平时要注意保暖,多晒太阳,适当可以服用红参、冬虫夏草、生姜等。

(5) 宁心定悸以治房颤

房颤多发生在重度二尖瓣狭窄的基础上。在临证时根据中医辨证参考西医病理,确定以下治疗原则。益心气,以增加心肌收缩力,使心房收缩期的血液输出量增加,一能更好发挥血液的濡养作用,二能缓解心房扩张度。适当服用黄芪、生晒参等补益心气。

第七章
肺源性心脏病

➕【疾病概况】

肺源性心脏病,简称肺心病,是指由支气管-肺组织、胸廓或血管病变致肺血管阻力增加,产生肺动脉高压,继而右心室结构和(或)功能改变的疾病。简单来说就是由于肺部疾病引起的心脏病变。目前仍是我国的常见病、多发病,严重危害人们的身体健康,特别是合并多脏器损害时病死率较高。

心肺共同参与血液的循环,以保证全身的供氧。左心室和右心室像两个同时泵血的泵,左心泵血到全身,血液来自肺脏;同时右心泵到肺脏,收集的是全身血液。左心泵血是为全身供氧,左心泵的血液来自肺脏,经过呼吸携带新鲜氧气;右心为了使血液再次携氧,回收的是为全身供氧后的血液,泵血至肺脏。心肺之间因为血液的这种循环,所以相互影响。

根据起病缓急和病程长短,可分为急性和慢性肺心病两大类,后者较为多见。本章所讲的是慢性肺源性心脏病,简称慢性肺心病。

当慢性广泛性肺或胸腔疾病造成肺部血管狭窄、血管弹性降低(血管纤维化),泵入肺脏相同量的血液,因肺动脉的病态变化,肺动脉承受的压力相对增高,长期肺部高阻力。为保证血液正常循环,右心泵血能力加强,以抵抗肺部阻力,右心室心肌会代偿增粗,最终导致右心室增大。

沪上中医名家养生保健指南丛书

其病情进展较为缓慢,临床分为代偿与失代偿两个阶段。慢性肺心病早期,通过自身的调节加强心肺收缩力等,使心肺做功增强,功能维持在相对正常的状态,即心肺功能处于代偿期。随着病情进一步发展,因为心肺过度做功,超过自身可调节的范围,引起心肺组织损害或无力,导致呼吸和(或)心力衰竭,意味着进入更为严重的失代偿阶段。

若疾病没有发作,可无特异性症状,所以不易引起人们注意。遇到气候变化,病情急性发作可有咳嗽咳痰、活动后呼吸困难,患者稍微活动,如登楼梯或快步走路时即感觉气短、呼吸急促、心悸、心前区疼痛、乏力、胸闷,甚至出现指端、口唇发绀,心率加快,肢体浮肿等一系列症状,寒冷季节时常常更为明显。

该病由于临床表现不同,与中医文献中感冒、咳嗽、上气、肺胀、喘促、哮病、痰饮、咯血、瘀证、心悸、水肿等病名有关。病变早期或缓解期复感者,外邪犯肺是其主要病因,肺失宣降,既不能气化水津,又不能通调水道,导致水气留结而变生为痰。因肺为娇脏,邪易郁而化热,灼炼成痰,致痰热壅肺。

病变进一步发展,脾虚湿困、水液代谢紊乱而生湿成痰。中医学认为,肺为贮痰之器,脾为生痰之源,而肾为成痰之根,肺脾肾及三焦等脏腑气化失常,水液代谢障碍,以致水津停滞而痰浊内生。痰既是病理产物又是致病因子。咳与痰同时存在,中医以治痰为先,痰化咳自减,痰去咳自消。这也与西医的因气道炎症,痰液大量分泌,阻塞气道,进而影响通气,出现胸闷、动则气急相符。因此,其病机转折点是痰,痰去则咳喘平。

久病入络,肺络痹阻则气血不通,故肺失其主气、司呼吸和朝百脉、主治节的功能,并影响到心主血脉,乃至心主神明的功能,而出现咳嗽、呼吸困难、唇甲发绀、肢体浮肿;四肢百骸不得气血濡养表现为消瘦、杵状指等;浊痰蒙蔽清窍,则可见昏昏欲寐、神志不清,甚至昏迷,可见痰瘀痹阻肺络是该病后期的重要病机。由此可见,在肺心病的发展过程中,"热"、"痰"、"瘀"、

"虚"为其主要核心病理。所以中医治疗肺心病,往往根据病情不同阶段、涉及的脏腑病位和兼夹的病理产物分型治之。

【养生指导】

肺心病的养生指导原则:远离香烟,顾护娇肺;注意保暖,预防感冒;耐寒锻炼,增强抵抗力;饮食合理,调补肺脏;加强锻炼,增强体质。

一 发病前预防

不论中医还是西医,非常强调"治未病"。所谓"治",是指治疗;所谓"未病",是指尚未发病。但是,未发病不等于健康人,实乃指本身已病,但是自己尚未觉察,尚未表现出来。这就需要患者长期门诊随访,医师在患者本人尚未有明显症状时,通过四诊获得的蛛丝马迹,细心思考,推理探寻,确定诊断,而后进行治疗。除门诊随访外,患者日常生活,也应注意以下几个方面。

1. 远离香烟,顾护娇肺

香烟的危害与心肺密切相关。香烟的烟气中含有 1%～5% 的一氧化碳,这个浓度几乎可以跟汽车排放的尾气相匹敌。一氧化碳与氧竞争性结合血红蛋白,速度大约是氧的 200 倍。肺脏呼吸时,一氧化碳取代氧气结合血红蛋白随血液运送到全身,从而导致全身处于缺氧状态。每日吸 1 包烟的人其血液中的含氧量与不吸烟的人攀爬 2 000 米高山后体内的含氧水平相同。

肺脏本来就很娇嫩,受到烟草刺激而分泌的物质与烟草有毒物结合,通过咳痰可以排出一部分,排不出的那部分,日久染肺为黑色。烟草中还含有形形色色的 4 000 余种有毒物,就如同常年生火的灶台,灶壁都被熏黑,还留下了厚厚一层油腻。吸烟者往往有慢性咳嗽、咳痰和活动时呼吸困难等临床表现,肺功能检查显示呼吸道阻塞,肺顺应性、通气功能和弥散功能降低及

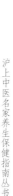

动脉血氧分压下降,即便是年轻的无症状吸烟者也会有轻度肺功能减退。所以,提倡戒烟,保持空气新鲜,避免油烟等刺激性气体的刺激,可以减少娇肺的受损。

2. 防寒保暖,预防感染

有肺部疾病的患者,减少感冒发生、肺部炎症发生,使肺部血管较少受到影响,就是在预防肺心病。做好防寒保暖,遇到气候骤变时,及时添衣,严防受凉。寒潮到来时最好不外出,以减少不利气候对人体的影响。寒冷季节时易受风寒之邪,故宜添置衣物防寒保暖,平时应注意调摄寒温,衣物厚薄适中,慎防感冒而引发宿疾,尤其是颈部、背、手脚等易受凉的部位更要倍加呵护。颈部防寒建议着高领上衣,或戴丝巾、围围巾,减少寒冷空气刺激。背为人体阳中之阳,故防寒背心必不可少。"寒从脚生"是因为头颈部接近心脏,血流量大,向外发散热量多。手脚远离心脏,血液供应较少,表面脂肪很薄,是皮温最低的部位。所以,寒冷季节最好戴帽子、手套,围围巾等。

3. 耐寒锻炼,增强抵抗力

平时要注意防寒保暖,还可以适当和缓地进行耐寒锻炼,以增强对疾病的抵抗力。试试冷水洗脸,耐寒锻炼要从夏季开始,坚持早晚用冷水洗脸,每次 5～6 分钟。洗脸以后可用手摩擦头和面部,然后用冷水浸泡毛巾,拧干后擦头面部、四肢,可增强上呼吸道的抗寒能力和个人体质。持续到 9 月份,以后继续用冷水擦面部、颈部,耐寒者冬季也可坚持冷水洗漱,不耐寒者可用冷水洗鼻部。根据季节和体质调节保温措施,不要过早穿冬衣。

4. 饮食合理,调补肺脏

平时合理增加营养,增强身体素质。冬季能量消耗多,散热快,应该适当进食高能量、高蛋白饮食。食物中要富含维生素 C和维生素 E,多吃水果、蔬菜、猪肝等。瘦肉、鸡蛋宜适量摄取,忌食辛辣过咸食物,肉类不宜吃得过多。原有慢性肺脏疾患的患者,平时可选择当令食材,自制食疗汤补肺润肺,化痰通便。

1) 百合汤　鲜百合50克,蜂蜜30克。煎汤服用。

2) 梨胶汤　雪梨2只,阿胶50克。炖服。

3) 藕汁饮　藕汁、梨汁、生姜汁、萝卜汁各50毫升。饮服。

这些食疗方对肺燥久咳、慢性支气管炎患者可起到润肺止咳、清热化痰、生津养肺的作用。

5. 加强锻炼,增强体质

"生命在于运动"。古人说:"流水不腐,户枢不蠹",加强体育锻炼在疾病预防、治疗和康复中的作用,是其他方法无法替代的。华佗的五禽戏、孙思邈的导引术和现代的各种健身方法均是这一思想的体现和应用。"形气亦然,形不动则精不流,则气郁",运则立,动则健,机体正气的强弱、血液循环状况的良否、新陈代谢质量的高低、抗病能力的强弱,疾病治疗和恢复的快慢等,都与运动息息相关。肺病患者在无并发感染及明显心力衰竭期间,可进行散步、打太极拳、练气功等活动。气功疗法可以通过平心静心,调节机体内外均衡,使患者从病理状态逐渐恢复到生理状态。对改善心悸、失眠症状均有很大益处。坚持晨练,清晨在空气新鲜的地方做扩胸、深呼吸、小跑步、气功等运动,可以提高抗病能力。饭后散步,有利于肺部气体交换,增加氧气的摄入和代谢废物的排出,以改善肺功能,增强机体免疫力和主动排痰能力。

三、发病后养护

肺心病发作前多有外感病史,且主要以风寒为主,因而多发于冬春寒冷季节。寒邪袭肺,致肺气失宣,积湿聚痰。其表现多有恶寒发热、咳嗽多痰、脉滑、苔腻等,如内郁化热,则又可形成"寒包火"之征象。暴喘治肺,久喘治肾。因肺多实证,故不宜过早使用收涩补益之剂,以免留邪于内,病后调理也应因症而异。

1. 急性发作期养护

急性发作期病情危重,其证见多端,纷繁复杂,应及早去医

沪上中医名家养生保健指南丛书

院就诊治疗,以免耽误病情。此时,家属在患者的护理上也与缓解期注意点有所不同。

(1) 体位与休息

急性发作时应保持呼吸道通畅,取半卧位以利呼吸,减轻呼吸困难,及时清除鼻腔分泌物。对心功能不全且不能平卧的患者,可采用高枕侧卧位,减轻呼吸困难。急性发作时,应绝对卧床休息,定时翻身拍背排痰。

(2) 呼吸与氧疗

急性发作时,患者往往呼吸急促,咳嗽痰多,肺部气体交换功能受到很大的影响,此时应低流量持续吸氧以改善肺部通气功能。

为了使肺功能得到最好的恢复,急性期患者就应该学会腹式呼吸:让患者取仰卧位、半卧位或半坐卧位,两膝弯曲,使腹肌松弛。患者一手放在胸部上方,以控制胸部起伏;另一手放在脐部,以感觉腹部隆起程度。腹式呼吸训练吸气用鼻,呼气用口。呼气时间是吸气时间的 2 倍。

缓慢深吸气使腹部凸隆后,呼气,当腹部下陷 1/3 时稍用力向上向内推压,帮助腹肌收缩;呼气时口唇并拢成"鱼口状",然后缩唇慢呼气,使腹部凹陷憋气约 2 秒,以增加气道阻力,防止过急的深呼气造成肺泡萎缩。呼气时,可用双手按压腹部帮助呼气,每日训练 3~4 次,每次深呼吸 10~15 次。

(3) 咳痰

采用顺利咳嗽体位,用手压腹部协助咳嗽。即用鼻腔深吸气,同时上身稍向前弯,用枕头轻轻将胃部下压,使空气经口腔呼出。然后再用鼻腔吸气,使身体恢复原来的体位。如此反复 4 次深呼吸后,上身稍向前弯的同时强咳嗽二三声,咳嗽后恢复原位。平静呼吸后,再次将上身慢慢向前弯咳嗽。对于咳嗽无力、痰多黏稠者,患者在顺利咳嗽体位的基础上,深吸气中进行一系列短暂的机关枪样咳嗽,减少气体容积,以排出痰液,降低

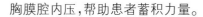

胸膜腔内压,帮助患者蓄积力量。

(4) 饮食

主张患者进食高蛋白、高维生素、易消化饮食。以优质蛋白质为主,如牛奶、瘦肉、鱼、豆类和豆制品等。鼓励患者少量多次饮水,可使痰液稀释而有利于排出,改善感染症状。多吃新鲜蔬菜水果,避免过冷过热及产气食物,以防腹胀影响呼吸。水肿及心力衰竭患者,要限制钠盐的摄入;对二氧化碳增多的患者,应控制糖的摄入,糖的代谢可加重二氧化碳潴留。通过合理的饮食,可提高机体的抵抗力,从而起到辅助治疗的作用。

2. 缓解期发病养护

缓解期以防治原发病及急性呼吸道感染、促进心肺功能恢复、防止急性发作为主。急性发作期的健康教育可增强患者对治疗、护理工作的配合能力,对于缩短治疗时间有一定的效果。而缓解期的健康教育可增强患者的防病能力、自我监护能力、自我保健意识,其作用就更为重要。

(1) 戒烟

肺心病患者不但要戒烟,而且要避免被动吸烟。因为烟中的化学物质如焦油、尼古丁、氰氢酸等,可作用于自主神经,引起支气管痉挛,增加呼吸道阻力;还可损伤支气管黏膜上皮细胞及其纤毛,使支气管黏膜分泌物增多,降低肺的净化功能,易引起病原菌在肺及支气管内的繁殖,诱发感染而导致疾病的加重。

(2) 稳定情绪

中医学认为,若情志不畅,肝气郁结,气机不畅,直接影响脏腑的正常功能活动。老年人的精力体力不如往昔,加上身体有恙,生活质量下降,不能完成以往可以独立完成的活动,对事物失去信心,苦闷无奈,甚至心烦焦虑,可出现不思饮食、腹胀腹泻、抵抗力下降等症状。这时就应该在预防疾病复发的基础上,培养广泛的兴趣,如写字、作画、下棋、养花等,分散对疾病的注意力,保持乐观、稳定的情绪,使气血调达,促进身心健康。

沪上中医名家养生保健指南丛书

（3）加强自我调护

肺心病患者因气短而张口呼吸，更导致口干舌燥，中医学认为是由于肺、脾、肾俱虚，水湿内停不能上达润泽之故。可用银花、甘草水漱口；还可慢嚼麦冬数粒，有养阴生津、止渴作用。由于胃肠道瘀血，患者食欲不振，甚者有恶心，可在饭前半小时按压足三里穴，促进食欲，帮助消化吸收，以减轻恶心。

保持大便通畅，必要时可用油类润肠剂，但慎用泻药通便，以免发生虚脱。中医学认为"肺与大肠相表里"，肺心病患者因肺气壅塞不能下达大肠而致便秘；便秘又可加剧肺气壅塞，使得气喘气促加剧。所以，肺心患者应该保持大便通畅，使肺中之邪得以通过大便排出体外。

如患者有烦躁、头痛、失眠等肺性脑病前驱症状时，除给低流量吸氧外，立即报告医师进行抢救。

（4）积极预防和治疗呼吸道感染

中老年人年老体弱，身体免疫力低，呼吸道感染容易反复发作，致使体质渐衰，百病丛生，故预防复发成为重要课题。日常生活中要注意四时气候变化，在衣着、饮食、起居上，顺应四季变化。但力所能及的运动和户外活动仍不可少。室内经常通风，保持空气新鲜，这是预防呼吸道传染病的重要手段。减少大型聚会，不到商场、影剧院等公共场所去。

由于四时六淫，各气不同，其治亦异，故患病后应在医师指导下服药，不宜随便用药，以免延误病情。中老年人感冒，虽属邪实，但正气虚者常有之。故临床治疗多用扶正祛邪法。以扶正不恋邪，祛邪不伤正为基本原则。

（5）家庭氧疗

此类患者由于病程漫长，对吸氧部分患者存在心理抵触情绪，症状发作时表现配合，症状稍稍缓解就不配合。故而做好氧疗时患者的心理护理很重要，要耐心与患者交流，说明吸氧的目的意义、注意事项，讲明保持低流量持续吸氧的意义，使患者自觉配合护理工作。

长期氧疗可提高动脉血氧分压,改善缺氧组织器官的功能,降低肺动脉压,防止和延缓肺心病的发生、发展。吸氧是治疗肺心病、呼吸衰竭的有效方法之一。肺心病患者多有低氧血症及二氧化碳潴留,一般应给予低浓度、低流量持续鼻导管吸氧,氧流量为每分钟 1～2 升,氧浓度在 25%～30% 之间。

(6) 冬病夏治

经络有"内属脏腑,外络肢节,沟通表里,贯串上下"的作用,穴位是经络之气交会输注的部位。三伏天人体腠理开,此时进行穴位敷贴有利于气血流通,并促使药物随穴入经络归脏腑。

肺心病稳定期治疗目的是减轻症状,阻止病情发展;缓解或阻止肺功能下降;改善活动能力,提高生活质量;降低病死率。根据中医"急则治标,缓则治本"原则,运用"冬病夏治,夏病冬防"、"春夏养阳,秋冬养阴"、"子午流注,适时开穴"理论及经络学说,选择夏季伏天进行敷贴治疗肺心病。

1) 俞穴选择:第 1 组为肺俞、脾俞、肾俞、中脘、列缺;第 2 组为大椎、膈俞、百劳、足三里、天突、膻中。两组穴交替使用,第 1 天选第 1 组穴,隔 5 日 1 贴,第 6 天选第 2 组穴,依此类推。

2) 贴敷剂可选用自制中药贴敷,主要成分包括白芥子、细辛、仙灵脾、肉桂、麻黄、补骨脂、紫苑等制成小药丸。根据以上的选穴原则选择俞穴,将药丸置于麝香止痛膏或其他膏药上直接贴敷。从入伏第 1 天起,隔 5 日贴敷 1 次,第 6 天选第 2 组穴,依此类推。每贴维持 8 小时后揭下,直至三伏结束。3 年为 1 个疗程。

(7) 饮食养护

肺心病患者忌食肥甘厚味、辛辣刺激、生冷之品,戒烟酒,以免脾失健运,蕴生痰浊,上干于肺,壅阻肺气,气机不利,升降失常而诱发或加重本病。饮食宜清淡,富营养,不宜过饱、过甜、过咸,宜少食多餐。以下介绍几个简单的食谱。

1)《外台秘要》载鲤鱼汤　生鲤鱼 1 尾,熟艾叶 2 升,白蜜 1 升,紫菀、牡蛎各 200 克,款冬花 1 升,杏仁 20 枚,淡豆豉半升。此汤有健脾益肺之功。

2) 酥山药　淮山药 500 克,白糖 125 克,豆粉 100 克,菜油 750 克,醋 30 克,味精 3 克。将鲜山药洗净,上笼蒸熟后取出,去皮切段,再剖成片,用刀拍扁;菜油火锅烧至七成热时,下入山药,炸至发黄时捞出;将锅烧热,放入炸好的山药,加入白糖和水,用文火煮 6 分钟后改用武火,加醋、味精、豆粉,淋上熟油,起锅装盘即成。本品可作点心食用。此汤有补肺肾,补中气,健脾利湿之功效。适用于肺心病口唇紫暗,咳嗽多痰,消瘦,食欲不振,大便稀溏,形体消瘦等。

3) 鹌鹑肉饼　鹌鹑 5 只,猪瘦肉 200 克,绍酒、豆粉、白糖、黄酒适量。将鹌鹑用水捂死,除毛去内脏、头、爪,洗净切块;猪肉切块,将鹌鹑肉和猪肉共剁成泥,放入碗内,加入豆粉、白糖、盐、黄酒拌匀,做成圆饼;将圆饼置笼上蒸熟即成。本品趁热服用,或作点心食用,每次 30～50 克。此汤有壮阳补肾、滋阴润燥之功效。适用于肺心病喘促短气,呼多吸少,动则更甚,恶寒肢冷,腰膝酸软,汗出神疲,尿少浮肿等。

4) 胡萝卜粥　胡萝卜 250 克,大米 50 克。将胡萝卜切丁,与大米一同放入锅中,加水适量,将锅置武火上烧沸,再用文火熬成粥即成。每日 1 次,宜常食。此汤有健脾化痰,清肺下气,平喘之功效。适用于肺心病咳嗽气喘,痰多胸闷,喉间痰鸣,不能平卧,舌苔浊腻等。

5) 烤五香鹅　鹅肉 750 克,干姜 6 克,吴茱萸 3 克,肉豆蔻 3 克,肉桂 3 克,丁香 1 克,酱油、黄酒、白糖、味精适量。将鹅肉切块,5 味药物共研细粉,将药粉抹在鹅肉块表面,放入酱油、黄酒、白糖、味精浸泡 2～3 小时;将浸入味的鹅肉块放烤箱中,文火烤 15 分钟,翻面再烤 15 分钟,烤熟即成。此汤有补虚和胃,温中行气,散寒暖肾之功效。适用于肺心病心悸气短,全身浮肿,喘咳痰清,胸胁胀满,颈脉怒张,尿少便清等。

　　6) 苏子粥　紫苏子 15 克,大米 100 克,冰糖少许。将大米淘净,加水煮粥;紫苏子煎汁,粥将熟时入紫苏汁调匀,加入冰糖即成。每日 1 次,宜常食。此汤有降气平喘,化痰止咳之功效。适用于肺心病咳嗽气喘,喉间痰鸣,咳泡沫清稀痰,胸胁满闷而痛,不能平卧,舌苔厚腻,脉滑等。

　　另外,寒喘可加用豆腐、葱白、生姜等调味;热喘可食丝瓜、冬瓜、黄瓜等。喘憋多汗者,应多饮水,注意大便通畅,忌食海鲜发物。肺肾阳虚者,可食补琥珀、核桃,以温肺定喘。肢体浮肿者,可食龙眼红枣糯米粥,多食新鲜果蔬,如西红柿、冬瓜、柑橘、柿子、胡萝卜及干果类,以增强机体免疫力;根据病情适量饮水;赤小豆、冬瓜、鲤鱼烧汤,有补气、利尿消肿作用。

第八章
老年性心瓣膜病

【疾病概况】

随着社会的发展和人们生活的改变,疾病谱也随之发生了很大的变化;同时,人类平均寿命延长,使老年性心瓣膜病有增多趋势。

老年性心瓣膜病主要是指老年退行性心脏瓣膜病,或称老年钙化性心脏瓣膜病。随着年龄增长,心脏瓣膜结缔组织发生退行性变、纤维化、钙化等,导致瓣膜或支架功能异常。本病是老年人常见心脏瓣膜病,为老年人心力衰竭和猝死的重要原因之一,是近年来的常见多发病。

整个人体就如一台机器,机器不断转动,零部件会磨损,以致毁坏。进入老年期后,人的体质发生了一系列的变化,器官已经逐渐老化。而心脏就是整台机器的"发动机"。崭新的"发动机"各方面的性能总是不错的,绝大多数总能在预定程序中有条不紊地工作;但是随着时间的推移,零部件磨损,影响到"发动机"的工作,甚至使整个机器停机、死机。很多老年人的身体就像一台旧机器,经不起风雨。此年龄阶段的人群容易生病,需要及时救治。同时,平时要重视积极预防,提高身体免疫力和抵抗力。现代医学研究证明,不少中医养生方式有提高瓣膜血管活力,抗病强身的作用,如果能在医师指导下,适当服用一些中药,注重中医养生,无疑会对老年性心瓣膜病病情改善有极大地好处。

老年性心瓣膜病以高血压、冠心病、糖尿病、心律失常合病居多,主要以夜间阵发性呼吸困难、劳力性气短、胸闷、心前区疼痛、头晕、乏力、晕厥为主要临床表现。主要包括心动过速或过缓、房性早搏、心房颤动、心动过速、房扑、早搏、传导阻滞等。可能与衰老、钙磷代谢紊乱、细胞中钙离子浓度升高、钙移出骨组织、维生素 D 下降、甲状旁腺功能亢进等有关。

中医学对老年性心瓣膜病病因病机以及症状的认识有独特之处,属于"心悸"、"胸痹"、"怔忡"、"真心痛"等范畴。其发病多与素体、精神、饮食、劳欲等多种因素有关。其病位,多数文献认为主要为心、肝、肾,病位在心,根源在肝、肾。机体肝肾阴阳气血失调,心脉痹阻为主要病机。

【养生指导】

老年性心瓣膜病的养生指导原则:早期预防动脉硬化、调畅情志、合理膳食、适度运动、综合治疗。

一、发病前预防

在老年性心瓣膜病未发生前,要遵循《黄帝内经》"治未病"摄生防病思想,畅情志,慎起居,科学运动,改变生活行为习惯,调理饮食结构,改善工作生活环境,注重养生保健。积极控制危险因素,防病于未然。

1. 对易患体质和易患人群应进行早期预防

近来的分子生物学研究发现,瘀血质、痰湿质、气虚质是退行性瓣膜病的主要体质表型,尤其是痰湿体质,易引起冠心病、心绞痛、糖尿病等,更易患老年性心瓣膜病。因此,对于以下体质的人群更应该提高警惕,加强体质调养,加以预防。

1) 45 岁以上男性。

2) 有高血压、糖尿病、冠心病等家族遗传史者,或有肥胖、高血压、高血脂、高血糖等代谢综合征倾向者。

3）有吸烟、酗酒、缺乏运动等不良生活行为者。

4）精神心理压力过重,神情抑郁者。

2. 调情志,畅气机

经研究观察发现,很多老年性心瓣膜病的患者终日担心自己将不久于世,忧心忡忡,疏于交往。正如《摩诃止观》所述"诸病无非心作,心有忧愁思虑,邪气得入"。七情妄动则会导致人体气机紊乱、脏腑阴阳气血失调。故古人云:"怒伤肝,喜伤心,思伤脾,忧伤肺,恐伤肾"。由此可见情志失调内伤五脏,尤伤心神,而长期不良情绪和强烈精神刺激是多种疾病的病因。若情志调畅,气机疏达,气血和调,阴阳平衡,则邪不可干。因此,预防老年性心瓣膜病的养生之要,当以调情志,畅气机,淡泊养心为先。

3. 调饮食,防痰瘀,益气健脾

"民以食为天",合理摄入膳食也能延年防病,是预防老年性心瓣膜病的养生方法。由于饮食失调,影响到心脏血管的功能,长期会对其造成巨大的压力,从而导致瓣膜的退行性改变、钙化、纤维化,因此饮食失调也是产生该病的主要原因。随着我国人民生活水平的提高,生活方式和行为也发生了变化。盐的摄入量普遍超标,吸烟嗜酒,偏食肥甘厚腻之品,使脾胃不堪重负,导致健运失常,痰湿内阻血脉,气血运行迟滞而痰瘀交阻。寒饮痰湿,使气机不畅,心脉痹阻。通过分析老年性心瓣膜病患者的证候特点,证实痰瘀同病是其最常见的证候,并贯穿其始终。饥饱无度,也会损伤脾胃,使脾虚生化乏源,致宗气不足,不能助心行血,引起血行瘀滞。还有学者对脾气虚者血液流变学的研究表明,脾气虚者多有心气虚并存,临床可见心绞痛和各种慢性心功能不全的发生,进而引发瓣膜的退行性改变。因此,要注重饮食调养,注意培补脾胃"后天"之本。此外,还应当戒烟限酒,少盐低脂,调和五味,合理膳食,平衡营养,防止病从口入。

4. 舒经脉,强筋骨,科学运动

老年性心瓣膜病的患者往往由于动则劳累,不适而疏于运动,但安逸之人有气血运行不畅,痰涎胶固,气机凝滞,反而会加重瓣膜及血管的退化。因此,预防老年性心瓣膜病要进行适度的养生运动。如八段锦、太极拳、气功,这些对地点的要求低,尤其适合脑力劳动者;另外,"吐故纳新"的气功吐纳道引,也只需5分钟,方便易行;后来演变而成的太极拳一类的健身方法均具有强健筋骨、防病养生之功。以上列举的运动疗法均具有预防冠心病、高血压、糖尿病等引起老年性心瓣膜病的作用。

二、发病后养护

中医学认为本病的病机为阴阳平衡失调,痰浊淤血,心脉痹阻。其病本虚标实,常常虚实夹杂,故治疗原则应补其不足,泻其有余。本虚宜补,权衡心脏气血阴阳之不足,调阴阳补气血,调整脏腑之偏衰,尤其重视补心气,温心阳。针对气滞、血瘀、寒凝、痰浊而理气、活血、温通、化痰,尤重活血通络。在治疗的同时,也要注意饮食、起居、情志等方面的调摄。需要叮嘱患者重视整体调摄,生活规律的改变,从而达到"三分治,七分养"的目的。发病后,当以扶正祛邪为主,减少复发次数或缩短发作时间,延缓病情发展。

1. 预防诱发因素

一旦确诊老年性心瓣膜病后,患者往往高度紧张、焦虑、抑郁,严重关注,甚至频频求医,迫切要求用药控制病情。应当注意病因、诱因的防治,减少症状的发作。

(1) 制怒节欲,以安五脏

老年性心瓣膜病的养生首重精神调摄,要避免过分的情志刺激,经常保持欢畅愉快,借以保养精、气、神。同时要陶冶性情,使精神安逸舒畅。如怒为七情之一,愤怒过极,伤人最重。古人云:"人之七情,唯怒难制。制怒之要,忍为妙计"。遇到愤怒之事,常以"宽怀恕心,制怒明理"作为心理养生的准则。老年人更应该心胸豁达,不计较个人得失,怒责思乱,制怒可以静思远虑,处事可循礼纳轨,可避免妄动肝火,劳伤精神之虞,加重心脏瓣膜疾病的病情。可口服逍遥丸、越鞠丸之类调畅气机,以使气血和调,心脉通畅。

(2) 自我保护

在老年性心瓣膜病发生后,如发生夜间阵发性呼吸困难、劳力性气短、胸闷、心前区疼痛、头晕、乏力、晕厥等主要临床表现,患者自己最能发现问题。若能及时发现,及时采取措施,可减少甚至避免再发心律失常。

(3) 养成按时作息的习惯,老有所学、老有所乐

因为失眠可诱发心律失常,不利于心脏瓣膜的保护。同时运动要适量,量力而行,不要勉强运动或运动过量,不做剧烈及竞赛性活动,可练气功、打太极拳。洗澡水不要太热,洗澡时间不宜过长。养成按时排便习惯,保持大便通畅。饮食要定时定量。节制性生活,不饮浓茶,不吸烟。避免着凉,预防感冒。老年人更不应该以享清福为乐,而是时刻有所为有所学有所乐,使晚年生活过得更充实有意义,消除孤独感,都有利于转移患者注意力,缓解患者的症状。

2. 药物治疗

老年性心瓣膜病由于患者年纪偏大,自主能力变差,应随时观察病情转变。要积极治疗基础疾病,如高血压,糖尿病等。一旦用药以后,应定期至主治医师处复诊,观察用药效果和调整用药剂量,如每日自我检测血压,定期复查心电图、血糖、血脂、凝血功能、电解质、肝功能、肾功能、甲状腺功能等,以防长期使用降血压、抗心律失常、降脂药物而影响脏器功能及血液中电解质的平衡。

建议平时可随身携带一些急救药物,如麝香保心丸、速效救心丸等,发病时可舌下含服以减轻症状,并及时至医院就诊。

3. 饮食疗法

食疗在非药物治疗老年性心瓣膜病症状方面具有一定优势,可作为早期治疗或延缓用药及改善生存质量的首选方法。应该以中医理论为指导,针对其病情特点和个人口味制订个体化的中医食疗方案,通过食疗来调理体质,抗动脉硬化。恰当利用日常饮食帮助患者降低血压,不增加任何经济负担。患者要怀着愉快的心情节制饮食,即要定时定量进食,低盐低脂,饮食清淡,多吃能保护血管和降压降脂的食物,如芹菜、木耳、山楂等。同时戒烟限酒,养成良好的生活习惯。

推荐多食黑木耳。黑木耳是一种珍贵的药材,《本草纲目》中记载:黑木耳"性甘平……益气不饥,轻身强志"。它含有丰富的蛋白质、脂肪、糖类、粗纤维等。近年来医学工作者对黑木耳的药用价值又有新的发现,认为黑木耳具有清肺、生津、去瘀生新的功效。其中所含的胶质,有润肺和清涤胃肠的作用,可将残留在消化道的杂质、废物吸附排出体外。黑木耳内还有一种类核酸的物质,可以降低血中的胆固醇和三酰甘油水平,对冠心病、动脉硬化颇有益处。现介绍一常用验方:黑木耳5克,清水浸泡一夜,蒸1小时,加适量冰糖(也可不加),睡前服,连续食用;或加入菜肴、饺子或包子馅中,长期食用,对血管硬化、冠心病有极好的防治作用。

由于老年性心瓣膜病患者多合并有其他心脑血管疾病,在每日服用西药的基础上,还可服用卵磷脂和鱼油。虽然它们都不是药,但作为功能性的健康食品,长期服用对心脑血管疾病还是有一定的辅助治疗作用,能进一步降低发生心脑血管疾病的危险性。卵磷脂和鱼油一起服用,不但对降脂有协助作用,还有一定的保肝作用。

4. 按摩疗法

中医学认为除药物治疗之外,气功、运动、按摩也能防止老年性心瓣膜病的病情,现在就介绍几种临床上行之有效、简单易学的按摩方法。

(1) 抹额

以双手指屈成弓状,第二指节的内侧面贴紧印堂,由眉间向前额两侧抹,约 40 次左右。按揉脑后:以两手拇指罗纹面,紧按风池,用力旋转按揉,随后按揉脑后,30 次左右,以酸胀为宜。

(2) 搓手浴面

先将两手搓热,随后掌心紧贴前额,用力向下擦到下颌,连续 10 次。

(3) 按摩耳郭

人体躯干和内脏均在耳郭内有一定的反应部位,按摩其有助于调节全身功能。

(4) 拍打足三里

该穴位在膝盖骨外下侧 10 厘米处(即胫骨腓骨间),拍打至有酸麻胀感觉即可。

(5) 泡足踏石

取一些小鹅卵石铺于水盆底,倒入开水,待水温热时,置双足于盆中,泡足踏石 20 分钟。

5. 运动疗法

常言道"流水不腐,户枢不蠹"。老子则提倡"保养精气、顺乎自然、气功修炼"。鼓励患者适量进行适当的有氧运动,如气功、太极拳、医疗体操、步行、郊游、垂钓等轻度运动。

6. 心理疗法

应定期进行健康宣教,注意心理的疏导,使患者保持良好的心理状态,不暴饮暴食,适量运动,戒烟酒,缓解精神压力和紧张情绪,避免精神刺激和焦虑情绪。配合药物治疗,提高患者生活质量,减少心血管事件的发生,使治疗老年性心瓣膜病达到事半功倍的效果。

总结临床经验,可看出中医药在缓解老年性心瓣膜病患者症状中具有明显的疗效优势。中药可以降低血压,缓解症状,调节血脂血糖,保护心、脑、肾等重要器官,并能减少西药的用量。虽然中药在治疗速度上不如西药快,作用较弱,但单纯采用西药长期治疗,不但病情波动大,而且易出现耐药性及各种不良反应,造成服药的依从性差。中药的安全性更高,能从根本上解除疾病的困扰,远期疗效更好,不良反应较少。病情可得到缓和,症状明显改善,机体代谢紊乱也易得到纠正,有效提高患者的生活质量。中医药治疗属绿色治疗,毒性和不良反应小,方法多样化,其疗效日益为人们所重视。

第九章
心包积液

✚【疾病概况】

心包积液现在已经成为心血管系统常见疾病之一,患者常以呼吸困难、心悸、胸痛、吞咽困难、咳嗽、恶心呕吐、腹胀、气急、发绀为主要的临床主症,属于中医学"心悸"、"胸痹"的范畴。

在超声心动图成为心血管疾病的常规检查方式后,心包积液在患者中的检出率明显上升。大部分心包积液由于量少而不出现临床征象。少数患者则由于大量心包积液出现明显的临床症状。导致心包积液的病因有多种,大多与可累及心包的疾病有关。前4位病因依次为肿瘤性、结核性、化脓性和非特异性。

目前,肿瘤性心包积液发病率极高,这与当前肿瘤发病呈上升趋势有关。肿瘤性心包积液多与肺癌转移的相关性较大,且常伴有胸腔积液。其次,感染也是造成心包炎的另一主要原因,如细菌、病毒、真菌感染。其中,结核性心包炎引发的心包积液较多,但通过预防接种使人群结核分枝杆菌感染减少,并使用有效的抗结核药物,其发生率逐渐降低。另外,心脏介入手术也可导致心包积液的发生,其发生与导管直接穿破心脏或冠状动脉,或过量使用抗凝剂有关。自身免疫性疾病以及心力衰竭、电解质紊乱、内分泌失调、麻醉、外伤、中枢神经系统疾病等也可导致心包积液。

心包积液的治疗主要视积液量而定。量少时可以采用药物保守治疗,量多时需要进行心包穿刺手术。利尿是少量积液患者的首选疗法。同时要针对原发病治疗,有心功能不全者可配合强心药物。心包穿刺可减轻症状,同时通过分析抽取的心包内积液有助于进一步诊断和治疗。心包积液量大,且药物治疗无效并影响心肺功能时,需采用心包引流或心包切除。

中医学认为心包积液的病因复杂,常与脏腑气血阴阳的亏虚,复又感受风、寒、暑、湿等外邪有关,导致痰饮瘀血内停,水道不利,气机阻滞,最终都会导致心脉闭阻,水液滞留于心包络而发生心包积液。

✚【养生指导】

心包积液的养生指导原则:适度运动、合理膳食、调畅情志、控制原发病、在医师指导下综合治疗。

一、发病前预防

与中医预防其他疾病的理念一样,发病前就要遵循《黄帝内经》"上工治未病"的摄生防病思想,畅情志,慎起居,科学运动,改变不良生活行为习惯,调理饮食结构,改善工作生活环境,积极控制危险因素,防病于未然。针对心包积液结合其致病原因,具体做法如下。

1. 动静适宜,流水不腐

现代医学认为,适当运动对中老年人的健康益处颇多,在疾病的预防、治疗和康复过程中都能发挥积极的作用,也是促进患者延长生命,改善生存状态的重要手段之一。坚持锻炼,适当运动,可以增进中老年人的生理和心理健康,达到防病祛病的目的。

散步对于心包积液患者来说是最易掌握的,是一项随时随地都可以进行的锻炼。步行锻炼能够促进血液循环,改善身体缺氧状况,提高肺活量。但应该注意:首先活动应该因人而异,

沪上中医名家养生保健指南丛书

量力而行。积液量过多病情严重者,大幅度运动必将使病情恶化,故应该根据自己的身体状况有所选择、变化。另外,锻炼还应该做到持之以恒。保证每日8小时的睡眠,白天精神饱满,精力充沛,坚持进行运动很有帮助。

坚持早晚练气功。练功时意守丹田,注意力集中在腹部的一点,心无旁骛。自然吸气,让腹部慢慢鼓胀,呼吸绵长,然后一收一放,一起一落,节奏舒缓,随之进入忘我的境界。练习此功腹部收缩起伏,能使胃肠功能得到锻炼和调节,使脾气充足,气血旺盛,得以通行血脉,行气利水得以濡养心脏。同时思想集中,排除杂念,可使身心得到放松,睡眠质量提高,身心平衡,心脏得以安康。

2. 规律起居,饮食清淡

"法于阴阳,和于术数,食饮有节,起居有常,不妄作劳……"是《黄帝内经》中对养生的总结。随着我国人民生活水平的提高,生活方式和行为也发生了变化。盐的摄入量普遍超标,吸烟嗜酒、偏食肥甘厚腻之品,使脾胃不堪重负。由于饮食失调,影响到心脏血管的功能,长期会对其造成巨大的压力,从而导致心包积液。因此,饮食应该坚持清淡、随便、简单,坚持"四不一少",即不讲究、不偏食、不挑食、不吃过油食物、多吃素少吃荤;样样都吃,但样样不多吃,对喜爱之物也不多吃,不食之过饱。

3. 调节情志,舒畅气机

研究观察发现,很多心包积液患者终日担心自己病情严重,忧心忡忡,疏于交往。正如《摩诃止观》所述"诸病无非心作,心有忧愁思虑,邪气得入"。七情妄动则会导致人体气机紊乱,脏腑阴阳气血失调,内伤五脏,尤伤心神,而长期不良情绪和强烈精神刺激也是心包积液的病因。若情志调畅,气机疏达,气血和调,阴阳平衡,则邪不可干。因此,预防心包积液的养生之要,当以调情志,畅气机,淡泊养心为先。如利用书法、品茶陶冶性情,忘却烦恼和忧愁，使心境平和，这对健康十分有利。现代医学认为，七情失调可通过大脑中枢神经系统，使心脏神经功能及内分泌激素释放失衡，导致心律不齐。所以要保持良好的精神状态，避免情志刺激以及思虑过度。遇事要随时调整心态，不生气、不动怒，以平常心泰然处之，从而预防心包积液的发生。

二、发病后养护

心包积液发病，多与素体亏虚、饮食失节、情志失调、劳欲过度等因素有关，故在治疗的同时，也要注意饮食、起居、情志等方面的调摄。需要叮嘱患者重视整体调摄，生活规律的改变；发病后，当以扶正祛邪为主，减少症状的发作时间和次数，以延缓病情发展。

1. 回避诱发因素

一旦确诊心包积液后，患者往往高度紧张、焦虑、抑郁，严重关注，甚至频频求医，迫切要求用药控制。应当注意病因、诱因的防治，减少症状的发作。

（1）节制七情，调节五脏

中医把喜、怒、忧、思、悲、恐、惊这七种情志的变化称为七情。其中怒、喜、思、悲、恐又称为五志。《素问》说："怒伤肝，喜伤心，思伤脾，悲伤肺，恐伤肾"，情志的异常变化还可以使气机升降失常，表现为"怒则气上，喜则气缓，悲则气消，恐则气下，惊则其乱，思则气结"。所以善于养生的人，应该注意调摄七情，做到凡事顺其自然，遇事时泰然，得意时淡然，失意时坦然，艰辛时怡然，达到七情适度。若不能自行调节，心情抑郁、嗳气叹息、胸胁胀满，可口服逍遥丸、越鞠丸之类调畅气机，以使气血和调，心脉通畅。

（2）控制原发病

有时心包积液的发作总是与原发疾病有着密切的关系，如结核病患者应及时控制结核病病情，合理服用抗结核药物；癌症患者应积极治疗癌症,防止其进一步发作形成心包积液。对感染等疾病,应积极预防,防微杜渐,防止病情再次发作。

2. 药物治疗

心包积液由各种原因引起,临床上通常将其分为多种证型。由于心包积液的诊断须由医学专业人士判断,故治疗也应听从专业医师的指导,切勿自行用药或加减药量,以免造成无法预测的后果。一旦用药以后,也应定期至主治医师处复诊,观察用药效果,调整用药剂量,如每日检测血压,定期复查心电图、电解质、凝血状况、肝功能、肾功能、甲状腺功能等,因为治疗心包积液的药物可影响电解质及脏器功能。

建议平时可随身携带一些急救药物,如麝香保心丸、速效救心丸等,发病时可舌下含服以减轻症状,并及时至医院就诊。心脏养护药物,如天王补心丹等也是日常可以选用的药物。

3. 饮食疗法

以中医理论为指导,针对心包积液病情特点采用个体化的中医饮食体质调理方法制订食疗方案。研究证明,食疗在预防及非药物治疗心包积液症状方面具有一定优势,可作为早期治疗或延缓用药及改善生存质量的首选方法。

(1)控制总能量,保持理想体重

合理的能量摄入是心包积液营养治疗的重要原则,而体重是监测总能量摄入是否合理控制的简便有效指标。根据体重不断调整食物的摄入量和运动量。无论过胖或过瘦都不利于心包积液的治疗。

(2)控制主食和副食

每日的主食量应控制在200～300克,具体情况根据患者的身高、体重、年龄、性别、心包积液发病情况来决定。可以食用含淀粉较多的根茎类、鲜豆类,必要时代替部分主食。另外,还应节制饮酒。酒是纯能量食品,饮酒对心血管和肝脏不利,也容易造成低血糖,长期饮酒可增加或引发心包积液症状及并发症的发生。

(3) 膳食清淡少盐

膳食不要太油腻,不要太咸,控制味精、鸡精等调味品的摄入。少吃动物内脏和油炸、烟熏、盐渍食物。控制脂肪和胆固醇的摄入。每日油的用量不超过 30 克,胆固醇的摄入不超过 300 毫克,花生、瓜子等坚果类食品含脂肪较高,应尽量少食,以控制心血管疾病的发生,达到心包积液养生的目的。

(4) 增加菌菇类食物的摄入

食品种类应尽量多,但是总量必须控制。海带、紫菜、香菇、木耳等有保护心血管的食物应多加食用。

4. 头部按摩,足浴及穴位按摩

(1) 头部按摩

头部按摩有助于加快头部的血液循环,疏通经脉,流畅气血。头为"精明之府",诸阳所会,百脉相通。头部有百会、上星、神庭、阳白、太阳、风池等 40 多个穴位,头部按摩可代替中医的银针,对头部经穴进行针灸似的按摩或刺激,可以疏通经络、活血化瘀,达到改善心包积液症状的目的。如用木质或牛角质的梳子梳头,最好是晨起梳头 1 次,中午休息时梳头 1 次,晚上临睡前再梳 1 次,每次以 2 分钟梳 60～100 次为宜,用力要适中并持之以恒。通过对头部经络的刺激,促进发根血液循环,达到头清目明、精力充沛的效果,减少心血管事件的发生。

(2) 足浴

脚被称作人体的第二心脏,人体的五脏六腑在脚上都有相应的穴位,所以中医重视对脚的保养,而临睡觉前热水洗脚不失为一种极有效又舒服的保健方法。我国历代的养生家都很重视洗脚,特别是睡前洗脚。脚部是足三阴经的起始点,又是足三阳经的终止点,脚上分布着 60 多个穴位。经常洗脚可以促进气血的运行,舒经活络,调整脏腑,恢复阴阳平衡,从而达到改善心包积液症状的目的。洗脚时,可以顺便对脚进行按摩,"肾出于涌泉",在洗脚时,不时用手按摩搓揉位于脚心的涌泉穴,直到发热,可以达到交通心肾的目的,同时促进下肢的血液循环,去除湿气、助消化、通大便,可以改善全身功能,而有利于心包积液病情的控制。

(3)穴位按摩,运力轻柔

在推运中,重点结合背部大杼到膈俞段膀胱经推擦。气滞血瘀者,揉穴膻中、膈俞、血海;痰瘀互结证,取中脘、丰隆、足三里、头维、血海、公孙;肾阳亏虚证,取穴关元、百会、足三里、三阴交、神阙、大椎;阴虚阳亢证,取穴太冲、太溪、肝俞、三阴交、风池、内关。每穴平揉压放各50～100次。

5. 运动疗法

唐代孙思邈说:"养生之道,常欲小劳,但莫大疲及强所不能堪耳。"就是说不能过于劳作,亦不可过分安逸,要劳逸结合,这是养生的一大法则,也是预防心包积液症状发作的主要方法之一。心功能代偿期,可参加一般轻体力工作,但避免过度劳累。鼓励患者适量进行适当的有氧运动,如气功、太极拳、医疗体操、步行、郊游、垂钓等轻度运动。

由于西医是对抗医学,借用药物消灭细菌、病毒,替代人体的某些功能,或借用手术等手段摘除或替换某些组织、器官。中医则不然,认为人体五脏自身以及人与自然、与社会都应和谐,太过与不及皆为病;故中医通过医师的"辨证论治",药物的"补偏救弊",重新和恢复到"无太过、无不及"的原本中和运行状态。总结临床经验,可看出中医药能在一定程度上控制心包积液症状,缓和病情,提高生活质量,避免了长期采用西药治疗而造成的病情波动大、出现耐药性等问题。随着国家对中医药研究的持续支持及广大中医学工作者的不懈努力,中医将在心包积液预防与治疗中发挥更大作用。

第十章

心 肌 病

【疾病概况】

心肌病临床上以心功能受损、心脏增大增厚及心肌纤维化为特征。临床上分为原发性心肌和继发性心肌病。原发性心肌包括扩张型心肌病、肥厚性心肌病、右室性心肌病等;继发性心肌病包括缺血性心肌病、糖尿病性心肌病、酒精性心肌病、围产期心肌病等。患者可伴有心律失常,心功能不全等症状。

中医学认为,心肌的病变主要表现为心肌收缩和舒张功能障碍,容易发生充血性心力衰竭。心肌病属"心悸"、"怔忡"、"喘证"、"痰饮"及"水肿"等范畴。病位在心,与肺、脾、肾三脏关系密切。其病机为正气亏虚为本,瘀血、邪毒、痰湿为标,与虚、痰、瘀密切相关。其症状表现如《金匮要略》所述:"心病,其身重而少气,不得卧,烦而躁,其人阴肿。"

1. 中医主要证型

1) 心气虚 心悸,气短,乏力,自汗,舌淡,脉细弱。

2) 心阳虚 在气虚基础上兼有畏寒,肢冷,舌淡白,脉细。

3) 阳气虚脱 面色青白,大汗淋漓,四肢厥冷,口唇青紫,呼吸微弱,脉微细欲绝。

4) 气阴两虚 在气虚的基础上兼有烦躁,颧红,口渴,舌红,脉虚数。

沪上中医名家养生保健指南丛书

2. 合并兼证

1）血瘀　胸闷胸痛，颈部青筋暴露，右胁下痞块，舌下静脉怒张舌紫黑或有瘀斑，脉细、涩或结代。

2）水饮　全身或下肢浮肿，气喘，小便短少，舌淡，苔白，脉滑。

3）痰浊　胸脘痞满，恶心呕吐，食欲不振，舌淡，苔腻，脉滑。

✚【养生指导】

心肌病的养生指导原则：营养均衡，合理饮食；健康生活，良好习惯；劳逸适度，适当运动；恬淡虚无，心态平衡；防微杜渐，重视小病。

一、发病前预防

1. 切忌暴饮暴食

日常菜谱应以低脂、高蛋白、高维生素、易消化的食物为主，尽量远离刺激性食物，以免增加心脏负担。特别对于一些心功能不全者，做菜时应少放盐。气虚患者可考虑平时黄芪、生晒参泡茶；如有口感便秘、腰酸等症状，可考虑枸杞、枫斗、西洋参长期泡茶；如有口苦、苔腻等痰浊症状，可考虑多食薏苡仁、山药、陈皮等；瘀血证，可考虑平时丹参泡茶。

2. 增加硒元素摄入量

缺硒也是诱发心肌病的一个因素，所以平时应该多吃一些如海参、扇贝、蘑菇、鸡肝、大蒜、龙眼等硒元素含量很高的食物，可以在一定程度上治疗由心肌病引起的心律失常等症。

二、发病后养护

1. 中医不同证型的养护

（1）心肌病与虚

本病初期，以阴虚为主要病机，尤以肺、脾、肾三脏阴虚为主。主要表现为:燥热伤肺则津液失布,津液不能上承则口渴多饮,直趋下行则小便频数量多;胃火炽盛,脾阴不足则多食善饥。肾阴是一身阴液之根本,肾阴亏导致虚火内生,上焦心肺受损则心烦、口渴多饮,中焦伤及脾胃则多食善饥,下焦肾失开阖之职导致水谷精微直趋下泄而排出体外则尿多味甜或混浊如膏脂。心主血,心阴虚,血不养心则心悸。疾病中期,阴虚日久,伤及阳气,导致气阴两虚,气虚推动无力导致血行不畅则血瘀,气虚津液运化敷布失常则内生痰浊。晚期阴阳俱损,则可见心悸气短。对于以阴虚为主的患者,以滋阴益气为主,方用六味地黄丸;如有阴阳两虚,可以服用桂附地黄丸;脾虚下陷,可以服用补中益气丸。

(2) 心肌病与痰

《医宗必读·痰饮》曰:"脾土虚湿,清气难升,浊气难降,留中滞膈,瘀而成痰。"与脾、肾密切相关,"痰之化无不在脾,痰之本无不在肾"。患者可以表现为肥胖、口中痰多、嗜睡、舌苔腻等症状。化痰类药物的确能增加冠状动脉血流量,增加心肌收缩力,降脂,提高心肌核酸代谢,保护缺血心肌。方取温胆汤,平时患者可以长期服用薏苡仁、山药、陈皮作为食疗方案。

(3) 心肌病与瘀

心肌病形成瘀血主要有以下因素:①气虚(在生理状态下,心气推动着血液在脉道内运行,环周不休,心气虚,推动无力而导致心脉瘀阻则胸痛心悸);②阴虚(阴虚燥热,煎灼津液,使血液黏滞而致血瘀);③气滞(患者久病及易情志不畅,引起肝失疏泄而导致气机不畅,气机阻滞。气行则血行,气滞则血瘀);④久病入络,络脉血瘀。

因此,在治疗本病时用活血化瘀药尤为重要。药理研究发现,活血化瘀药具有扩血管、改善微循环、抑制血凝、降低血液黏稠度及抗血栓形成等药理作用。方用血府逐瘀汤加减。患者平时可以长期服用丹参、三七等泡茶。

（4）痰瘀互结、痰瘀互结乃心肌病发展到左心衰竭的阶段

现代医学认为随着心肌病的发展，心肌功能进一步下降，造成心脏代偿机制失衡，从而引发左心衰竭。具体表现为：不同程度的呼吸困难、咳嗽、咳痰、咯血、乏力、疲倦、头晕、心慌等。中医学认为本病为瘀滞日久，瘀渐生痰，痰瘀互结，交阻胸中，困闭胸阳，使胸阳不展。故胸闷显著加重，如压重石；阳气不振，痰滞胸中，痰性浮动，故易喘促。

痰瘀互结患者在前面痰瘀养生基础上，适当活动，如散步、太极拳、气功等；同时适当晒太阳，以吸收天之阳气以助人体正气回复，通行血脉。

（5）水饮凌心

水饮凌心为心肌病发展最为严重阶段——全心衰竭。现代医学认为心肌病引发左心衰竭，左心衰竭以肺循环瘀血为特征。左心衰竭后，肺动脉压力增高，使右心负荷加重，长时间后右心衰竭也继之出现，从而引发全心衰竭。具体表现为在左心衰竭症状的基础上加上水肿、劳力性呼吸困难、颈静脉充盈、肝脏瘀血、腹胀、食欲不振、恶心、呕吐等右心衰竭的表现。

中医学认为，血液的正常运行需要心气的推动与心阳的温煦。血液生成必须通过心阳化赤。心阳足，则心血旺；心气足，则气血流畅。肺为清灵之脏，心肺同居上焦，肺的升降功能正常，有赖于心主血脉。若心阳极虚，血脉不行，血中津液化而为饮。饮犯于肺，肺失清肃，浊气上犯。清气不入，故胸闷气急，呼吸气促，张口抬肩，甚至咯吐粉红泡沫。消渴病缠绵不休，而致心肾阳虚，开阖失司。水湿内停，水气凌心则心悸怔忡，气急喘息；肾阳虚衰，肾不纳气，而见动则喘甚；阳虚不能温煦周身，则神倦乏力，面色㿠白，形寒怕冷，四肢厥逆。方选参附汤合苓桂术甘汤加减。

中医食疗可以长期服用黄芪、生姜泡茶服用，补气通阳；同时要多晒太阳，吸收太阳之精华以驱除体内之水之阴邪，多活动

四肢,通行血脉,有助祛除水气。

2. 合并心力衰竭的饮食治疗

(1) 限制钠盐的摄入

预防和减轻水肿,应根据病情选用低盐、无盐、低钠饮食。低盐即烹调时食盐每日 2 克;每克食盐含钠 391 毫克,或相当于酱油 10 毫升。每日副食含钠量应少于 1 500 毫克。无盐即烹调时不添加食盐及酱油,全天主副食中含钠量少于 70 毫克。低钠即除烹调时不添加食盐及酱油外,应用含钠在 100 毫克以下的食物,全天主副食含钠量少于 500 毫克。大量利尿时应适当增加食盐的量以预防低钠综合征。

(2) 限制水的摄入

充血性心力衰竭中水的潴留主要继发于钠的潴留。身体内潴留 7 克氯化钠的同时,必须潴留 1 升水,才能维持体内渗透压的平衡。故在采取低钠饮食时,可不必严格限制进水量。事实上,摄入液体反可促进排尿而使皮下水肿减轻。国外学者认为,在严格限制钠盐摄入的同时,每日摄入 2 000~3 000 毫升水分,则钠和水的净排出量可较每日摄入量 1 500 毫升时为高,但超过 3 000 毫升时则不能使钠和水的净排出量有所增加。考虑到这种情况,加上过多的液体摄入可加重循环负担,故国内学者主张对一般患者的液体摄入量限为每日 1 000~1 500 毫升(夏季可为 2 000~3 000 毫升),但应根据病情及个体的习惯而有所不同。对于严重心力衰竭,尤其是伴有肾功能减退的患者,由于排水能力减低,故在采取低钠饮食的同时,必须适当控制水分的摄入,否则可能引起稀释性低钠血症,这是顽固性心力衰竭的重要诱因之一。一旦发生此种情况,宜将液体摄入量限制为 500~1 000 毫升,并采用药物治疗。

(3) 钾的摄入

如前所述,钾平衡失调是充血性心力衰竭中最常出现的电解质紊乱之一。临床中最常遇到的为缺钾,主要发生于摄入不

沪上中医名家养生保健指南丛书

足(如营养不良、食欲缺少和吸收不良等),额外丢失(如呕吐、腹泻、吸收不良综合征),肾脏丢失(如肾病、肾上腺皮质功能亢进、代谢性碱中毒、利尿剂治疗),以及其他情况(如胃肠外营养、透析等)。缺钾可引起肠麻痹、严重心律失常、呼吸麻痹等,并易诱发洋地黄中毒,造成严重后果。故对长期使用利尿剂治疗的患者,应鼓励其多摄食含钾量较高的食物和水果,如香蕉、橘子、枣、番木瓜等。必要时应补钾治疗,或将排钾与保钾利尿剂配合应用,或与含钾量较高的利尿中药,如金钱草、木通、夏枯草、牛膝、玉米须、鱼腥草、茯苓等合用。

另一方面,当钾的排泄低于摄入时,则可产生高钾血症,见于严重的心力衰竭,或伴有肾功能减损以及不谨慎应用保钾利尿剂。轻度患者对控制饮食中钾和钠以及停用保钾利尿剂反应良好,中度或重度高钾血症宜立即采用药物治疗。

(4) 热量和蛋白质不宜过高

一般说来,对蛋白质的摄入量不必限制过严,每日每千克体重1克,每日50～70克,但当心力衰竭严重时,则宜减少蛋白质的供给,每日每千克体重0.8克。蛋白质的特殊动力学作用可能增加心脏额外的能量要求和增加机体的代谢率,故应给予不同程度的限制。已知肥胖不论对循环或呼吸都是不利的,特别是当心力衰竭发生时,可引起膈肌抬高、肺容积减少及心脏位置变化。此外,肥胖还加重心脏本身的负担。因此,宜采用低能量饮食,以使患者的净体重维持在正常或略低于正常的水平,而且低能量饮食减少身体的氧消耗,从而减轻心脏的工作负荷。

(5) 糖类的摄入

供给按每日300～350克,因其易于消化,在胃中停留时间短,排空快,可减少心脏受胃膨胀的压迫。宜选食含淀粉及多糖类食物,避免过多蔗糖及甜点心等,以预防胀气、肥胖及三酰甘油升高。

(6) 限制脂肪

肥胖者应注意控制脂肪的摄入量,宜按每日 40～60 克。因脂肪产热量高,不利于消化,在胃内停留时间较长,使胃饱胀不适;过多的脂肪能抑制胃酸分泌,影响消化;并可能包绕心脏、压迫心肌;或腹部脂肪过多使横膈上升,压迫心脏感到闷胀不适。

(7) 补充维生素

充血性心力衰竭患者一般胃纳较差,加上低钠饮食缺乏味道,故膳食应注意富含多种维生素,如鲜嫩蔬菜、山楂、鲜枣、草莓、香蕉、橘子等,必要时应口服补充维生素 B 和维生素 C 等。缺乏维生素 B_1 可导致脚气性心脏病,并诱发高排血量型的充血性心力衰竭。叶酸缺乏可引起心脏增大伴充血性心力衰竭。

(8) 维持电解质平衡

充血性心力衰竭中最常见的电解质紊乱之一为钾的平衡失调。由于摄入不足、丢失增多或利尿剂治疗等可出现低钾血症,引起肠麻痹、心律失常,诱发洋地黄中毒等。这时应摄食含钾高的食物,如干蘑菇、紫菜、荸荠、红枣、香菜、香椿、菠菜、苋菜、香蕉及谷类等。如因肾功能减退出现高钾血症时,则应选择含钾低的食物。钙与心肌的收缩性密切相关。高钙可引起期外收缩及室性异位收缩,低钙又可使心肌收缩性减弱,故保持钙的平衡在治疗中有积极意义。镁能帮助心肌细胞解除心脏的毒性物质,帮助维持正常节律,在充血性心力衰竭中可因摄入不足、利尿剂等药物导致排出过高或吸收不良,使镁浓度降低,如不及时纠正,可进一步加重心力衰竭,诱发洋地黄中毒。增加镁的摄入对治疗有利。

3. 改善生活方式

(1) 戒烟戒酒

吸烟、酗酒会加重病情,而浓茶、咖啡等饮品能刺激心脏,这些都要尽量远离。

沪上中医名家养生保健指南丛书

（2）多休息

心肌病患者应注意休息，一般轻度症状患者应避免过度紧张劳累。经药物治疗症状缓解后的心力衰竭患者，可轻微活动，但应避免剧烈运动。有严重心力衰竭、心律失常及阵发性晕厥并发症的患者，应绝对卧床休息，以减轻心脏压力，防止心肌缺氧。

（3）注意气候变化

呼吸道感染会引起或者加重心肌病患者的心力衰竭，所以在换季和气温骤变时，需要注意预防流行性感冒。在气温骤降时，患者要尽量减少外出，出门要增添衣物并戴上口罩，尽量不去人群密集容易受传染的地点，以防受到感染，引起病情恶化。

（4）调节情绪

悲喜过度和精神高度紧张等不良情绪会加重病情，所以要保持一种平和舒畅的心情。中医情志调控，怒克思（焦虑）、喜克悲、思克恐（惧）、悲克怒、恐克喜，中医情志调节对控制疾病具有一定作用。

（5）适量活动

散步、打太极拳、跳舞这些活动有益于增强体魄，提高免疫力。阳气虚衰者可考虑多在阳光下运动，但是不要参与激烈的体育活动，疲劳会引起并加重心力衰竭。

（6）注重科学养生

含纤维素高的食物有助于促进消化，防止便秘；同时，还要睡眠充足，保持健康有序的作息时间。可以培养能够陶冶情操的一些业余爱好，如下棋、绘画、书法、乐器等。

4. 穴位保健按摩

（1）足三里

定位：足三里穴位于外膝眼下4横指、胫骨边缘。从下往上触摸小腿的外侧，左膝盖的膝盖骨下面，可摸到凸块（胫骨外侧髁）。由此再往外，斜下方一点之处，还有另一凸块（腓骨小头）。这两块凸骨以线连接，以此线为底边向下作一正三角形。而此正三角形的顶点正是足三里穴。足三里穴在外膝眼下 3 寸,距胫骨前嵴 1 横指,当胫骨前肌上。取穴时,由外膝眼向下量 4 横指,在腓骨与胫骨之间,由胫骨旁量 1 横指,该处即是(图 10-1)。

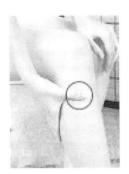

图 10-1 足三里

主治功效:胃痛、呕吐、腹胀、肠鸣、消化不良、下肢痿痹、泄泻、便秘、痢疾、疳积、癫狂、中风、脚气、水肿、下肢不遂、心悸、气短、虚劳羸瘦。此穴主治甚广,为全身强壮要穴之一,能调节改善机体免疫功能,有防病保健作用。

保健作用:足三里穴是足阳明胃经的主要穴位之一,它具有调理脾胃、补中益气、通经活络、疏风化湿、扶正祛邪之功能。现代医学研究证实,针灸刺激足三里穴,可使胃肠蠕动有力而规律,并能提高多种消化酶的活力,增进食欲,帮助消化;在神经系统方面,可促进脑细胞功能的恢复,提高大脑皮质细胞的工作能力;在循环系统、血液系统方面,可以改善心功能,调节心律,增加红细胞、白细胞、血红蛋白和血糖量;在内分泌系统方面,对垂体-肾上腺皮质系统功能有双向性良性调节作用,提高机体防御疾病的能力。

保健按摩手法:①拇指按揉足三里:用拇指指面着力于足三里穴位之上,垂直用力,向下按压,按而揉之。其余 4 指握拳或张开,起支撑作用,以协同用力。让刺激充分达到肌肉组织的深层,产生酸、麻、胀、痛和走窜等感觉,持续数秒后,渐渐放松,如此反复操作数次即可。②捶打足三里:手握空拳,拳眼向下,垂直捶打足三里穴位。捶打之时,也会产生一定酸、麻、胀、痛和走窜等感觉,反复操作数次即可。

足三里从脾论治,脾为水之治,对全身体液的吸收、分布、代谢、运行具有重要的作用。

(2) 涌泉

定位:取穴时,可采用正坐或仰卧、跷足的姿势,涌泉穴位于

沪上中医名家养生保健指南丛书

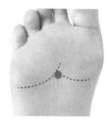

图 10-2　涌泉

足前部凹陷处第 2、3 趾趾缝纹头端与足跟连线的前 1/3 处(图 10-2)。

主治功效:神经衰弱、精力减退、倦怠感、妇女病、失眠、多眠症、高血压、晕眩、焦躁、糖尿病、过敏性鼻炎、更年期障碍、怕冷症、肾脏病、下肢瘫痪、头顶痛、咽喉痛、失音、舌干、小儿惊风、癫痫、神经性头痛、三叉神经病、精神分裂症等。穴道指压法治疗脑出血后的复原、穴道按摩治疗膀胱炎、指压法治疗白发等。

保健作用:神经衰弱、精力减退、倦怠感、妇女病、失眠、多眠症、高血压、晕眩、焦躁、糖尿病、过敏性鼻炎、更年期障碍、怕冷症、肾脏病等。穴道指压法治疗脑出血后的复原、穴道按摩治疗膀胱炎、指压法治疗白发等。

保健按摩手法:①用热盐水浸泡双侧涌泉穴。热水以自己能适应为度,加少许食盐,每日临睡前浸泡 15～30 分钟。②用按摩手法推搓、拍打涌泉穴。③在床上取坐位,双脚自然向上分开,或取盘腿坐位。然后用双拇指从足跟向足尖方向涌泉穴处,做前后反复的推搓;或用双手掌自然轻缓地拍打涌泉穴,最好以足底部有热感为适宜。④取自然体位、仰卧位或俯卧位,用自己双脚做相互交替的对搓动作,可也用脚心蹬搓床头或其他器械。

俗话说:"若要老人安,涌泉常温暖。"据临床应用观察,如果每日坚持推搓涌泉穴,可使老人精力旺盛,体质增强,防病能力增强。据统计,推搓涌泉穴疗法可以防治老年性哮喘、腰腿酸软无力、失眠多梦、神经衰弱、头晕、头痛、高血压、耳聋、耳鸣、大便秘结等 50 余种疾病。

涌泉穴从肾论治,肾为水之主,调节水液代谢,对心肌病心衰的防治具有重要作用。

第十一章
脑 梗 死

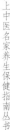【疾病概况】

脑梗死又称脑梗塞或缺血性脑卒中,是指由于脑部血液供应障碍,缺血、缺氧引起的局限性脑组织的缺血性坏死或脑软化。临床常见类型有脑血栓形成、腔隙性梗死和脑栓塞等。

临床表现主要表现在神志认知障碍、言语障碍及肢体活动障碍等方面,其发病原因较为复杂,预后也因体质、病因及病情等方面而轻重不一,轻者可无明显临床表现,不影响日常生活;重者可出现偏瘫、失语、神志不清,甚至死亡。

脑梗死是西医的名称,多见于中年以上患者,发病以突然昏倒、不省人事、口眼歪斜、半身不遂,或仅有口眼歪斜、语言不利为临床特征。根据其临床表现,脑梗死属中医学"中风病"的范畴。历代医家认为其形成包含原始病因和诱发因素。原始病因以情志不调、久病体虚、饮食不节、素体阳亢为主,诱发因素主要为烦劳恼怒、饥饱无度、气候变化等。其病位在脑,涉及心,病理基础为肝肾阴虚,病理因素为肝风、痰火和血瘀。病机主要为阴阳失调,气血逆乱,上冲于脑。轻者中经络,重者中脏腑。中脏腑又有闭脱之分,闭证邪势盛,多见痰火内闭;脱证正气虚,可致阴竭阳亡。

中经络的治疗,一般宜平肝熄风,化痰通络。中脏腑的治疗宜通腑泄热。中脏腑之闭证治宜熄风清火,豁痰开窍;脱证治宜

沪上中医名家养生保健指南丛书

救阴回阳固脱。恢复阶段以经络病变为主,应配合针灸治疗,使直接作用于经络,同时加强功能锻炼,促进恢复。临床有少数中经络患者,突然半身不遂,口眼㖞斜,并见恶寒发热、骨节酸痛、肢体拘急、舌苔薄白等症,属络脉空虚,风邪侵袭所致;或原系阴虚阳亢,痰湿内盛之体,复加外感风邪而发病。治以祛风通络,佐以扶正。

谈了这么多,大家可能对脑梗死有所了解。其实可以把大脑想象成为一个居民区,大脑中的血管就像小区中的水管一样,小区中每栋楼房可以看成大脑中的每个神经单元,而每个住户相当于更小的神经功能区域。如果水管由于使用时间过长或者其他原因而导致某一段水管的管径变小或者完全不通,那么被堵塞部分以下的居民就不能得到很好的水供应,严重影响生活,这就像脑梗死常见类型中的脑血栓形成一样。如果水管中进入一些杂物,杂物随着水流移动,由于管路的延伸及管径的变化,杂物堵塞某段管路,那么该管路所供给的这栋楼就会停水,居民的正常生活就会受影响,这就像脑梗死常见类型中的脑栓塞一样。而腔隙性脑梗死是指大脑动脉的深支闭塞所致的脑干和大脑深层非皮质部位的小梗死灶,就像被堵的部分在特定居民的家里一样。大脑中被堵区域没有血液供应,势必造成该血管供给的神经区域功能障碍、受损,甚至不可逆功能丧失,严重危及生命。

【养生指导】

脑梗死的养生指导原则:了解诱因和危害,认识中风先兆,生活有度、起居有常、心平气和。

一、发病前预防

1. 了解诱因

脑梗死就是中风,目前公认的诱发因素包括高血压、心脏病、糖尿病、血脂异常、吸烟、酗酒、肥胖、饮食等。

（1）高血压

高血压是原因，中风是后果，血压与中风的发病率和死亡率成正比。高血压会使血管的张力增大，也就是将血管"紧绷"，时间长了，血管壁的弹力纤维就会断裂，引起血管壁损伤，使血液中的脂质物质容易渗透到血管壁内膜中，这些都会使脑动脉失去弹性，动脉内膜受到损伤，导致动脉变硬、变脆、管腔变窄。而脑动脉的外膜和中层本身就比身体其他部位动脉的外膜和中层要薄。在脑动脉发生病变的基础上，当患者血压突然升高，很容易引起中风。

这就要求在平常生活中一定要控制好血压，防止血压上下波动。对于老年人来说，要多休息、适当运动、少生气，可以打太极、散步、看报纸等。

（2）糖尿病

糖尿病属于中风的危险因素之一。据国内资料统计，约有20%的脑血管病患者同时患有糖尿病，并且糖尿病患者动脉硬化的发生率较正常人高5倍，由于糖尿病患者胰岛β细胞分泌胰岛素绝对或相对不足，引起糖、脂肪和蛋白质代谢紊乱，其中以糖代谢紊乱为主。胰岛素不足使葡萄糖转化为脂肪而使葡萄糖的贮存量减少，大量脂肪被分解成三酰甘油（甘油三酯）和游离脂肪酸，尤以胆固醇增加更显著，以致造成高脂血症，加速糖尿病患者动脉硬化，这是一个值得注意的问题。一般来说，糖尿病患者常伴有微血管病变和大动脉硬化两种病变。了解到脑梗死与糖尿病的关系后，就要控制好血糖，平时控制饭量，不可多食，要吃一些青菜、萝卜类蔬菜，不可过食辛辣、油腻之品。

（3）高血脂

血脂是人体中一种重要的物质，有许多非常重要的功能，但是不能超过一定的范围。如果血脂过多，容易造成血稠，在血管壁上沉积，逐渐形成小斑块（就是常说的动脉粥样硬化）。这些

沪上中医名家养生保健指南丛书

斑块增多、增大,逐渐堵塞血管,使血流变慢,严重时血流中断。这种情况发生在脑,就会出现缺血性中风。因此,平日要清淡饮食,多食瓜果、蔬菜、远离油腻、煎炸食品。

(4) 肥胖体态

临床观察发现,肥胖者与一般人比较,发生中风的机会要高40%。为什么肥胖者容易发生中风呢? 专家称,这与肥胖者内分泌和代谢功能紊乱,血中胆固醇、三酰甘油增高,高密度脂蛋白降低等因素有关。此外,肥胖者还常伴有糖尿病、高血压、冠心病等疾病,这些都是中风的危险因素。因此,肥胖人群要把减肥列入生活日程,多做一些游泳、体操等活动。不可多食,不可好逸恶劳。

(5) 吸烟

烟草中含有大量的尼古丁,尼古丁可使人体重下降、食欲减轻,但同时又有胰岛素抵抗和皮质醇增加,这些都是导致血糖和血压升高的因素,最终导致中风。同时,吸烟还危害其他人的健康,故应该戒烟,即使戒烟不得也要减少吸烟的次数。

当然,脑梗死的危险因素还有很多,生活中应多加注意。

2. 认识中风先兆

谈到这里,人们可能会问到:脑梗死能够预测及预防吗?

通过临床观察发现,大多数患者发病前都有一定的先兆表现,俗称中风先兆,只有极少数患者在中风前没有任何征兆,这些征兆是脑部瞬间缺血表现而发出的各种信号。通过这些先兆表现,在一定程度上可以提早知道中风的发生,从而早期干预治疗。

(1) 头晕

中老年人中风前兆,会反复出现瞬间眩晕,突然自觉头晕目眩,视物旋转,几秒后便恢复常态,可能是短暂性脑缺血发作,也是中风的先兆,应及早诊治,防止中风发生。

(2) 肢体麻木

中老年人出现肢体麻木的异常感觉,除颈椎病、糖尿病外,如伴有头痛、眩晕、头重脚轻、舌头发胀等症状,或有高血压、高脂血症、糖尿病或脑动脉硬化等疾病史时,应多加以注意,警惕中风发生。突然发病或单侧肢体乏力,站立不稳,很快缓解后又发作要当心。

(3) 眼睛突然发黑

单眼突然发黑,看不见东西,几秒或几十秒后便完全恢复正常,医学上称单眼一次性黑矇,这是中老年人中风先兆最常见的症状,是因为脑缺血引起视网膜缺血所致。中风的又一信号是反复发作、眩晕欲吐、视野缩小或复视。

(4) 原因不明的跌跤

由于脑血管硬化,引起脑缺血,运动神经失灵,可产生共济失调与平衡障碍,而容易发生跌跤,这也是一种中风先兆症状。

(5) 说话吐辞不清

脑供血不足时,使人体运动功能神经失灵,常见症状之一是突然说话不灵或吐辞不清,甚至不会说话,但持续时间短,最长不超过24小时,应引起重视。还有原因不明的口角歪斜、口齿不清或伸舌偏斜,都要注意。

(6) 哈欠不断

如果无疲倦、睡眠不足等原因,出现连续打哈欠,这可能是由于脑动脉硬化引起脑组织慢性缺血缺氧的表现,是中风患者的先兆。

3. 生活有度,起居有常,心平气和

中医学关于中风的预防及预测问题也早有论述。如朱丹溪提出:"眩晕者,中风之渐也。"元·罗天益在《卫生宝鉴·巾风门》也提到:"凡大指、次指麻木或不用者,三年中有中风之患。"明·李用粹在《证治汇补·预防中风》中也强调:"平人手指麻木,不寸眩晕,乃中风先兆,须预防之。宜慎起居,节饮食,远房帏,调情志。"以上论述均表明,中风在一定程度上是可以预测的,预测中风只是标,其根本是改变不良的生活习惯及饮食嗜

沪上中医名家养生保健指南丛书

好,注意工作和休息相适宜。为此要努力做到以下几点。

(1) 改变生活习惯

生活中的不良习惯,如吸烟、酗酒、熬夜等,应坚决改掉。许多临床观察都表明,吸烟是多种疾病的危险因素,长期吸烟不但影响自己的身体健康,而且危害他人的身体健康。适度饮酒不但对身体有益,还能增加生活质量,但是过度饮酒则会对身体产生严重的不良反应,所以饮酒要适量,不能太过。

(2) 改变饮食习惯

应改正不良的饮食习惯,在平时生活中要饮食清淡,多食水果、蔬菜,多食含有优质蛋白的食物,忌肥甘厚味、动风、辛辣刺激之品。同时,要保持大便通畅。肥胖人群应注意减肥,维持体重在正常范围。

(3) 注意劳逸结合

应注意劳逸结合,生活起居有规律,坚持适度的体育锻炼,避免伤风着凉。对中老年人来说,散步、慢跑、气功、打拳等活动对于中风的预防尤为有效。

(4) 保持愉悦心情

应保持愉快的心情,处事不惊,遇事不乱,避免大喜大悲,思虑过度。有高血压的人群尤其要控制稳定血压,通常情绪的波动会伴随着血压的波动,这类人群有着更高的发病率。

总之,要做到起居有常,饮食有节,避免疲劳,以防止中风发生。正如中医养生原则中的"慎起居,适寒温,避风寒,畅情志,节饮食",能够做到这些,就能很好地预防中风的发生。

二、 发病后养护

现实生活中,由于生活、社会及环境等各方面的影响,人们很难做到以上所说的全部要求。即使做到了以上所有要求,也不能代表脑梗死不发生。因此,还要了解当疾病发生时怎样做才更有利。

1. 认识危害

脑梗死预后的致残率或致死率非常高,残疾影响到 75% 的幸存者,并足以减少他们的就业能力。脑梗死可能影响患者的身体、精神、情绪等。

脑梗死致残包括瘫痪、麻木、压疮、肺炎、尿失禁、失用症(行动不便)、日常活动困难、丧失食欲、失语、失去视觉和疼痛。如果梗死严重,或在某一部位(如部分脑干)严重的话,可以导致昏迷或死亡。

脑梗死致情绪失常可导致大脑直接损害、中枢神经损伤,以及由于不适应脑梗死带来的限制所造成的挫折感。脑梗死情感不适包括焦虑、恐慌、情绪麻木、躁狂症、冷漠和精神病。30%～50% 的脑梗死幸存者继发抑郁症,其特点是嗜睡、烦躁不安、睡眠障碍、不自信、放弃。抑郁症可减弱激励的作用,预后不佳,但可以用抗抑郁药物治疗。

脑梗死的另一个后果是情绪不稳定,患者情绪起伏不定,并出现不适当的情绪,如无先兆的大笑或大哭。虽然这些情感与患者的实际情绪有关,严重的情绪不稳定导致患者病理性笑和哭。有些患者情绪反常,如高兴时反而哭。情绪不稳定发生在约 20% 的脑梗死患者。

脑梗死致认缺陷包括知觉障碍、言语问题、老年痴呆症、注意和记忆困难。中风脑梗死患者可能不知道自己有残疾,称为偏瘫否认。在所谓半侧空间忽略条件下,患者受损脑半球反侧的身体不能动和没有感觉。最多可有 10% 的中风患者发展为抽风,抽风最常见于中风 1 周内,随中风的严重程度增加而增加。

2. 积极综合治疗

脑梗死的致残率非常高,其预后与发病后 3 个月的恢复密切有关,尤其是发病后 1 个月内的恢复情况。在这期间,提高患者的恢复尤为重要。目前,脑梗死的治疗包括药物治疗、康复期

沪上中医名家养生保健指南丛书

运动障碍治疗和手术治疗。

防治脑梗死的西药有拜阿司匹林、氯比格雷、脑活素片、弥可保等,这些都是疗效比较可靠、有治疗针对性的用药,其中阿司匹林是防治脑卒中的基础用药,对防止脑卒中复发有一定疗效。但临床应用阿司匹林显示有47%的患者存在用药抵抗,即使是阿司匹林肠溶片也会对胃肠造成负担和影响。有各种出血倾向的患者,更应禁止使用阿司匹林。服用阿司匹林,须在医师指导下针对自身情况和病症特征选择用药。

康复期运动障碍治疗对于脑卒中后遗症患者来讲非常重要。目的在于改善肢体麻木障碍、语言不利等症状,使之达到最佳状态;并降低脑梗死的复发率,尤其是在恢复肢体运动障碍方面更为显得突出。

实验及临床研究表明,由于中枢神经系统存在可塑性,在大脑损伤后的恢复过程中,具有功能重建的可能性。目前,国内、国际上一般建议在日常家庭护理康复治疗中,使用家用型肢体运动康复仪对受损的肢体运动重建。它本身以神经促通技术为核心,使肌肉群受到低频脉冲电刺激后,按一定顺序模拟正常运动,除直接锻炼肌力外,通过模拟运动的被动拮抗作用,协调和支配肢体的功能状态;使其恢复动态平衡;同时,多次重复的运动可以向大脑反馈刺激信息,使其最大限度地实现功能重建,打破痉挛模式,恢复肢体自主的运动控制。这种疗法可使瘫痪的肢体模拟出正常运动,有助于增强患者康复信心,恢复患者的肌张力和肢体运动。

3. 适度为宜

目前认为,脑卒中引发的肢体运动障碍患者经过正规康复训练可以明显减少或减轻瘫痪的后遗症。有人把康复看得特别简单,甚至等同于"锻炼",急于求成,常常事倍功半,且导致关节肌肉损伤、骨折、肩部和髋部疼痛、痉挛加重、异常痉挛模式和异常步态,以及足下垂、内翻等问题,即误用综合征。因此,要循序渐进,严格按照医师的指导进行。

不适当的肌力训练可以加重痉挛,适当的康复训练可以使这种痉挛得到缓解,从而使肢体运动趋于协调。一旦使用了错误的训练方法,如用患侧的手反复练习用力抓握,则会强化患侧上肢的屈肌协同,使得负责关节屈曲的肌肉痉挛加重,造成屈肘、屈腕旋前、屈指畸形,使得手功能恢复更加困难。其实,肢体运动障碍不仅仅是肌肉无力的问题,肌肉收缩的不协调也是导致运动功能障碍的重要原因。因此,不能误以为康复训练就是力量训练。在对脑卒中后遗症患者运动功能障碍的康复治疗中,传统的理念和方法只是偏重于恢复患者的肌力,忽视了对患者的关节活动度、肌张力及拮抗之间协调性的康复治疗。即使患者肌力恢复正常,也可能遗留下异常运动模式,从而妨碍其日常生活和活动能力的提高。

4. 生活有度,起居有常,心平气和

中风后尤其要注意改善生活习惯,戒除不良嗜好,清淡饮食,畅通情志,做到前面预防发病的要求。同时,中风后由于有感觉障碍,尤其要注意保暖,多穿衣服,防寒保暖。饮食要清淡流质,防止呛咳。情志保持平和,家人应多与其谈话聊天,以促进其恢复。

5. 中西结合治疗

中医学在中风治疗中有着非常好的疗效。中医的推拿治疗及药膳治疗尤为受欢迎。因此,在接受西医治疗的基础上,联合中医治疗会取得令人满意的效果。

中医药治疗需要专业医师进行辨证论治,建议患者到正规医院进行就诊治疗,切不可对症参考而胡乱用药,从而延误病情。

推拿治疗也是治疗脑梗死的一大特色治疗。推拿古时又称按摩、导引等,早在《内经》中就有关于中风用推拿治疗的记载,后世医家也有许多关于应用推拿疗法治疗中风的论述,事实上许多中风后的患者会经常用活动能力好的手去拍打活动不利部分的肢体,这也是简单的推拿疗法。通过推拿治疗,许多患者的肢体活动不利可以减轻,肌力可以部分恢复,生活质量可以得到提高。临床上常用的推拿治疗主要有体部手法与足部反射疗法,体部手法就是大家常见的推拿疗法,足部反射疗法就是人们常说的足疗。当然用于治疗疾病的推拿和预防保健的推拿是有所不同的,医师通过对中风患者的穴位、经络等给予一定的刺激,改善局部的营养供应及新陈代谢,从而达到治疗的目的。目前的推拿疗法主要用于中风后有肢体活动不利,甚至偏瘫的患者,许多患者接受推拿治疗后都会感觉到病情有很大的改善。

6. 药膳

药膳治疗对于大多数患者都比较合适,但药膳也要在医师辨证论治后进行。下面介绍几种药膳。

(1)天麻鱼头

配方:鲜鲤鱼 1 尾(约 1 500 克),天麻 50 克,川芎 20 克,茯苓 10 克,葱、姜、水豆粉、清汤、白糖、食盐、味精、胡椒面、香油适量。

制作:将鲜鲤鱼去鳞、鳃、内脏,洗净。将川芎、茯苓切成片,用第 2 次米泔水泡,再将天麻放入泡过川芎、茯苓的米泔水中浸泡 4～6 小时,捞出天麻置米饭上蒸透,切成片待用。将天麻片放入鱼头和鱼腹中,置盆内,然后放入葱、生姜,加入适当清水后,上笼蒸约 30 分钟。将鱼蒸好后,拣去葱和生姜,另用水豆粉、清汤、白糖、食盐、味精、胡椒面、香油烧开勾芡,浇在天麻鱼头上即成。

本药膳主要用于肝阳暴亢,风火上扰的中风。药膳中天麻味甘性平,入肝经,功能熄风定惊,益气化痰;川芎味辛苦性温,入肝胆经,其性辛窜升浮,上行可至头目,下行可至血海,功能补血活血,行气开郁;茯苓味甘淡性平,具健脾和胃,调营理卫之功。三药共奏平肝熄风,定惊止痛,行气活血,健脾和胃之效。

鲜鲤鱼性平味甘,和胃行水活血,利小便。诸味同用,共奏平肝熄风,定惊止痛,行气活血之功。

(2) 鲜菇萝卜条

配方:白萝卜500克,鲜蘑100克,豆油、精盐、味精、姜末、淀粉、白糖、黄酒适量。

制作:将萝卜切片,蘑菇切条。将萝卜放入水中煮熟捞出,锅烧热加油,将萝卜条和鲜蘑片下锅略炒,加盐、酒、姜、糖,倒入适量煮萝卜汤,再煮5分钟,加味精、淀粉勾芡即成。

本药膳主要用于风痰瘀血,痹阻脉络之中风。药膳中蘑菇益肠胃,化痰理气,安神降压。现代研究证实,鲜蘑菇中含胰蛋白酶、麦芽糖酶有助消化作用,酪氨酸酶是蘑菇中降血压的有效成分,所含维生素 B_6 有降低胆固醇的作用。萝卜味辛甘,善消谷和中化痰。两者合用,共奏消食化痰、理气安神、降血压的功效。

(3) 竹沥粥

制作:取鲜竹竿截成30~50厘米长,两端去节,劈开,架起,中部用火烤,两端即有液体流出,以碗收集备用。或直接买竹沥汁。用粳米煮粥,待粥将成时,兑入竹沥,稍煮即可。

本药膳主要用于痰热腑实,风痰上扰之中风。药膳中竹沥味甘,性大寒,入心、肺、胃经,功能养血滋阴,消风降火,清热化痰,镇惊利窍;粳米性味甘平,可补脾胃、益五脏、壮气力。两者共用清热化痰,通腑开窍。

(4) 川芎黄芪粥

配方:川芎30克,黄芪30克,粳米100克,冰糖适量。

制作:将川芎、黄芪煎熬3次,收取4 000毫升待用,将粳米洗净,放入锅中,加入川芎、黄芪汁,中火烧至米烂。

本药膳主要用于气虚血瘀治之中风。药膳中川芎味辛苦性温,入肝胆经,其性辛窜升浮,上行可至头目,下行可至血海,功能补血活血,行气开郁;黄芪味甘,性微温,入肺、脾经,补中益

沪上中医名家养生保健指南丛书

气,能兴奋中枢神经系统,增强网状内皮细胞的吞噬能力,提高抗病能力,扩张血管,改善血液循环;粳米性味甘平,可补脾胃、益五脏、壮气力。三者共用奏益气活血,强身益寿之功。

(5) 银耳羹

配方:银耳20克,冰糖175克。

制作:先将银耳用温水发透,摘去蒂头,捡尽杂质,洗净。用水将银耳搓碎,用清水漂洗待用。将洁净锅置于火上,注入清水2 000毫升,投入银耳,用武火烧沸,改文火熬3~4小时,至银耳熟烂汁稠。冰糖放锅内,加清水50毫升,置火上溶化成汁,用双层纱布过滤后,将糖汁兑进银耳锅内,再煨20分钟即成。

本药膳主要用于阴虚风动之中风。药膳中银耳性平味甘,功能滋阴润肺;冰糖具有补中益气,和胃润肺之效。两者共用,常食可滋阴健身,益寿延年。

脑梗死的治疗,一定要在专业医师的指导下进行,不可病急乱投医,尤其是中医方面的相关治疗,一定要咨询医师后再进行治疗,不能认为症状相似而自行用药,这样可能导致疾病加重。药膳的服用也要对症才可服用,若是不对症,可能加重病情。

第十二章
脑　出　血

✚【疾病概况】

　　脑出血,俗称脑溢血,证属中医"中风"。是以猝然昏仆、不省人事为主症的一类疾病,多见于中老年人,具有发病率高、致残率高、致死率高的特点。

　　脑出血是指非外伤性脑实质内血管病变、坏死、破裂引起的出血。一切引起血管病变的疾病都可能引起脑出血,如高血压、脑血管畸形、脑淀粉样血管病、溶栓抗凝后、脑瘤破裂等,但高血压性脑出血最为常见。另外,由于糖尿病会引起血管病变,也是脑出血的高危因素。

　　脑动脉是血液流通的生物管道,血压是血液流动的动力,持续血流的高动力,动脉管道的高负荷,使得血管脆性增加。若造成血管轻微损伤,血管进行自我修复,则形成微动脉瘤。骤然升高的血压,使得脆弱的血管或者微动脉瘤无法承受突然的冲击力,致使血管破裂,也就发生了脑出血。先天性动静脉的畸形,由形状结构不尽相同的血管组织迂曲缠绕而成,在突然高血压作用下,相对薄弱环节的血管,在急速血流冲击下破裂,同样可以造成脑出血,此类情况多发于青壮年。

　　人脑的不同区域,负责着人体不同生命意识,无数条不断分支的树杈样神经延伸到身体各个部分,管理着正常的生命活动。这样人们才能感觉到别人的触碰,可以拿到自己想拿到的东西,

沪上中医名家养生保健指南丛书

品尝到美味的食物,享受到美妙的音乐,甚至就连心脏跳动的快慢也由大脑的某个区域控制着。当那个区域出血,脑组织细胞受压、推移、软化、坏死,失去大脑的调控,可能带来昏迷、偏瘫、持续高热、吞咽困难,失去人们平时最为不屑一顾的能力。

脑出血属于中医学"中风"的范畴。其始动因素是风阳痰火,导致气血逆乱,上冲犯脑,络破血溢于脑脉之外,重症者可闭塞清窍,蒙蔽神明。离经之血瘀阻脑络,脑腑功能和气血运行失常,体内生理或病理产物不能及时排出,蕴积体内,产生瘀毒、痰毒、热毒。瘀毒、痰毒、热毒又往往容易交结为患,阻碍脏腑气机,导致脏腑功能严重失调。若内热糟粕存聚,而不得泻下,表现为腑气不通,大便秘结;若水道不通,则出现小便不利。二便不畅,一方面不利于出血中风后产生的痰热、瘀毒排出,从而不利于脑心综合征防治;另一方面,也不利于逆乱之气血平复,若清阳不升,浊阴不降,进而可加重脑络清窍损害。所以,保持二便的通畅对于截断病源、扭转病势有重要意义。

中风,以内伤积损为主。中医多认为患者平素气血亏虚,心肝肾阴阳失调,加之忧思恼怒,或饮酒暴食、嗜食肥甘,或感受风寒暑湿等外邪而发病。一切引起血压突然升高,都是发病的罪魁祸首。如与人剧烈争吵、受到惊吓、太过剧烈的运动,甚至用力排便,都可以成为中风的原因。

不同患者发病时症状不尽相同,常见的是突然出现四肢麻木、无力或瘫痪,这时患者常会在毫无防备的情况下跌倒,或手中的物品突然掉地,有些患者伴有剧烈的头痛,也有只感到头晕得厉害;有些患者出现剧烈的呕吐;有些患者还会有不同程度的口角歪斜、口角流涎、语言含糊或不能言语等症状,严重者可出现不同程度的意识障碍,二便失禁,轻者数十分钟后意识回复,重者神志转为昏迷。这些症状表明患者需要紧急送到医院接受急救。

中医诊治中风,首先要分清中经络和中脏腑。两者的根本区别在于有无神志改变。中经络者,病情较轻,表现为不经昏仆而突然发生的口眼歪斜、言语不利、半身不遂,治疗常以平肝熄风、化痰祛瘀通络为主。而中脏腑者,病情较重,表现为突然昏仆、不省人事、喎僻不遂,多留有后遗症。如《景岳全书·诸风》云:"经病者,病连肢体;脏病者,败在神气。"中脏腑者还要辨清闭证、脱证。闭证乃邪闭于内,以牙关紧闭,口噤不开,两手紧握,肢体强痉,二便闭为主症,治疗应以熄风清火、豁痰开窍、通腑泄热为要;脱证乃阳气外脱,以目合口开,鼻鼾息微,手撒肢软,二便自遗,汗出肢冷,脉微细欲绝为主症,急宜救阴回阳固脱。恢复期及后遗症期,多为虚实兼夹,当扶正祛邪,标本兼顾,平肝熄风,化痰祛瘀与滋养肝肾,益气养血并用。

【养生指导】

《东医宝鉴》云:"神为一身之主……头为天谷以藏神",是说人体百节都与脑神有关,而经络为传达之路。现代医学也印证了大脑通过神经支配肢体关节的感觉和活动。故应该从饮食、运动、生活各个细节上,保持脑神轻清。

脑出血的养生指导原则:防寒保暖、饮食平衡、适量运动、心情舒畅、重视先兆。

一、发病前预防

1. 防寒保暖

首先,应注意保暖。高血压、动脉硬化的老年患者遇到不良气候时,应尽量使自己处在一个较适宜的环境中,避免因气候剧变而发病,不能硬挺了事。秋冬季节是老年心脑血管患者的高发期和危险期,由于季节交替,随着气温下降,血压会相对温暖季节升高,若不能很好控制血压,那么脑出血的发生率就会大大增加。另外,居住环境也是加重老年人心脑血管病的重要因素。住所应保持通风,阳光照射,阴冷、潮湿、过于闷热等情况不但影

沪上中医名家养生保健指南丛书

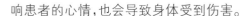

响患者的心情,也会导致身体受到伤害。

2. 饮食平衡

患者之所以会引起动脉粥样硬化,主要还是体内的"坏"胆固醇在作怪,而降低"坏"胆固醇即低密度脂蛋白,就能有效防止动脉粥样硬化形成。一些食物中所含有的类黄酮与番茄红素能捕捉氧自由基,阻遏低密度脂蛋白氧化,因此对血管狭窄和粥样斑块堵塞脑血管有着很好的预防作用。

日常饮食中富含抗氧化作用的食物非常常见,如洋葱、香菜、胡萝卜、南瓜、草莓、苹果、葡萄、番茄、西瓜、柿子、甜杏、辣椒等,这些都含有丰富的类黄酮或番茄红素。有便秘的患者,可以多食芹菜,纤维素高的食品可帮助大肠蠕动。坚果之类含有特殊不饱和脂肪酸,除了润肠通便,还可以预防血管的硬化,可适量长期食用。

酒或过于刺激性的食物,应尽量少食或不食。乱用补品,也是老年人心脑血管病的大忌,不正确的进补,也可导致气机逆乱,轻者口鼻出血,重者损伤心脑,所以补品及保健品应在医师指导下服用。饮食不宜过饱,宜少量多餐。饮食过饱易致食滞,腑气不通,往往在用力排便的时候,血随气逆,极易诱发脑血管破裂,以致中风。

3. 适量运动

中老年人还应坚持适度的体育锻炼,使气机条畅,血脉通顺。但是过于剧烈、超过身体承受能力的运动还是要敬而远之。运动量也不宜过大,如果每次运动完,身体感到酸痛疲劳,说明运动过量,已经超过身体的负荷,就应该改换舒缓的运动。一般来讲,打太极拳、保健操、散步、交谊舞等,都是不错的选择。适量的运动可以让人每天精神百倍,对心脑血管的健康有着重要的作用。

4. 心情舒畅

中医养生强调的是"静养",即保持内心的清净和安宁。要保持良好的心态,避免大喜大悲,防止过度兴奋而引发脑出血。这点对老年人,特别是心脑血管患者有比较重要的意义。就像运行已久的输水管道,老年人的血管已经脆弱了,若是不能乐观积极地感受岁月带来的变化,剧烈起伏的情绪会带动气血横冲直撞,最后可能导致血管破裂出血。打坐可以帮助获得内心的平静。打坐的要点:双腿交叉盘坐,上身自然放松,头位正直,自然闭目,含胸拔背,两手置于腹前相互轻握,也可双手自然垂放于两腿上,上半身稍向前倾,舌尖轻抵上腭,自然闭口,坐正后,全身放松,不加意念。平时少思寡欲,顺其自然,随遇而安,自然心安神静。

5. 重视先兆

重视中风的先兆症状。中老年人若突发血压升高,持续不降;突发头痛加重或由间断性变为持续性;经常出现一过性头晕或原有头晕明显加重;手足、唇舌麻木,肌肤不仁、口角流涎,吐字不清等都是中风先兆,应该引起高度重视,及早发现、及早诊治,以防脑出血的发生。

二、发病后养护

出血中风后,因脏腑相关、经脉络属传变的关系,发病后会有烦躁不安、心烦口干、口臭、便干尿赤等一系列中医所说的火热征象。在急性期由于瘀血积聚,身体振奋阳气,祛除病邪,正邪相争,所以会有不同程度的发热,甚至有些人会出现高热不退的现象。对这些主治医师会运用医疗技术积极处理,而最重要的恢复期却需要自己的信心、毅力和亲人的爱心、细心去度过,把握好这段相对漫长的恢复期对提高今后的生活质量是相当重要的。

1. 药物治疗

针对病因,合理用药。脑出血恢复期的药物治疗没有特异性,可针对病因治疗。如积极控制高血压,合理应用并调整降血

沪上中医名家养生保健指南丛书

压药物,定期监测血压,血压不能过高或过低,过高的血压可能损害血管壁再次导致脑出血,血压过低可能导致脑灌注不足;高血脂和高血糖患者应努力进行控制和调节,必要时也需要药物配合治疗;有临床癫痫发作的需要抗癫痫治疗等。这些治疗可在相应的专科医师指导下进行,所以病患应定期随访,定期检查治疗,根据病情调整治疗方案。

2. 心理护理

调摄情志,精神内守。所谓精神内守,南怀瑾解释说"看风景,叫风景跑到你眼睛里头来,看花,要把花的精神收到我的眼神里头来;看山水,要把山水的精神收到我的眼神里头来,不要把自己的精神放到花上山水上"。大有不因为花的美丽而欣喜摘下,不因不喜欢的东西存在而要摧毁。对于患者而言,脑出血已然存在,要正视这一事实,而不要因为这件事太过懊恼,尽量把造成的伤害降到最小,才是治疗和以后调护的重点。

进入恢复期的患者,大多数经过医院系统治疗后脱离生命危险。患者或有口眼歪斜、或有半身不遂、或有失语等后遗症存在,因为失去了控制自己身体的能力,生活不能完全自理,往往造成沮丧、焦虑、自卑、恐惧、绝望、易激动等情绪表现。这时候更需要医护人员和家属的关注和陪伴,既要精心护理、热情关心体贴患者,又要经常安慰鼓励患者正确认识疾病,及时掌握心理动态,激发患者战胜疾病的信心。

3. 饮食护理

调理饮食,以适为度。脑出血患者若病情较轻,无吞咽困难、无意识障碍的,应以普食或半流质饮食为主,选择清淡、低脂、富营养的食物,少食多餐,进食不要过急,以免呛咳发生,饭后要漱口或刷牙。

脑出血患者病情如已稳定,但有不同程度的意识障碍、吞咽困难时,应采用鼻饲饮食,将易消化的流质饮食,如浓米汤、豆浆、牛奶、新鲜蔬菜汁、果汁等分次灌入,每次鼻饲量不超过200

毫升,食物不宜过热过冷,以 37～39℃ 为宜,保证机体营养需求。

(1) 恢复期

应食用补益气血、滋养肝肾的食物,如蛋类、奶类、瘦肉、动物肝脏等。下面介绍简单易操作的混合奶制法。

鲜牛奶 600 毫升,浓米汤 350 毫升,鸡蛋 2 个,白糖 50 克,香油 10 克,盐 3 克。配制方法分 3 步:①把洗干净的鸡蛋磕开,放入干净盛器内,加入白糖、盐、油,用筷子搅匀;②将鲜牛奶 600 毫升和米汤 350 毫升混合煮沸;③将制成的鸡蛋混合液倒入煮沸的牛奶米汤中,边倒边用筷子搅拌,即成 1 000 毫升混合奶。

此 1 000 毫升混合奶中含蛋白质 40 克,脂肪 40 克,糖类 120 克,热量 4 184 千焦耳(1 000 千卡)。患者若合并糖尿病,不加白糖。

(2) 后遗症期

应注意滋补,少量多餐,进食不宜过快,可适当选用山楂、木耳、莲子、桂圆、大枣、核桃、甲鱼、冬瓜等有降压、降脂、软化血管和滋补作用的食物。入睡困难、烦躁不安者,饮食应清淡甘寒,如绿豆、芹菜、菠菜、冬瓜、丝瓜、梨等,忌食羊肉、鸡肉、狗肉、大蒜、葱等辛香走窜之品;大便不通者,饮食以清热化痰润燥为主,如萝卜、绿豆、冬瓜、芹菜等,忌食羊肉、鸡肉、对虾、韭菜、大蒜等;眩晕重者,饮食宜黑大豆、藕、香菇、桃、梨等,忌羊肉、鸡肉、狗肉、牛肉等;肢体浮肿者,可食益气健脾通络之品,如山药薏苡仁粥、黄芪粥、莲子粥、白菜、木耳、冬瓜等。夜卧汗多者,饮食以养阴清热为主,如百合莲子薏苡仁粥、甲鱼汤、淡菜汤、银耳汤、黄瓜、芹菜等。

4. 预防并发症

细致护理,顺应四时。在急性期时,处于危重症特护下,家属陪护与探视受到限制,是为了减少一切不良刺激。患者头部抬高 15°～30°,这个角度最利于呼吸道通畅。若患者频繁呕吐,应帮助患者侧躺,避免呕吐物阻塞气道,而发生窒息。

观察患者的身体状况,每日定时帮助患者翻身拍背4～6次,每次拍背10次左右。拍背是为了帮助患者把痰尽量吐出,长期卧床的患者若不能顺利咳痰,痰液积留在肺部,造成痰液部分细菌、真菌滋生,极易造成肺部感染。若患者出现发热,应尽快去医院诊治。平时可用甘草水漱口,预防口腔感染。眼睑不能闭合者,用0.9%氯化钠注射液冲洗双眼,并覆盖湿纱布;尿失禁者,留置导尿管,必要时进行膀胱冲洗。大便秘结者,用力排便容易再次诱发脑出血,平时要注意保持大便通畅。根据自身情况可分别选食以下食物:粗杂粮,如荞麦、燕麦等;根茎类食物,如土豆、红薯等;富含纤维的水果,如香蕉、苹果、甘蔗、猕猴桃等;果仁类,如松子仁、柏子仁、杏仁等。若是食疗无法奏效,可酌情服用麻仁软胶囊、润肠片、番泻叶等药物,必要时还可到医院灌肠通便治疗。

每日尽可能帮助患者多翻身,预防压疮。由于患者长期卧床,不能自主改变体位,导致局部皮肤及组织受到长时间压迫而发生缺血、坏死,出现溃烂,常常会在尾骶部、足踝及跟部等骨隆起的部位形成压疮。翻身时也要避免拖、拉、推等动作损害患者皮肤肌肉组织。床铺要保持干燥清洁。定时擦洗按摩,用金银花、生姜水擦洗全身,可达到活血通络、祛风温阳的作用,增加局部血液循环,改善局部营养状况。

5. 康复锻炼

按摩气功,动静兼养。经络穴位养生理论是运用针刺、按摩等方法,刺激经络、穴位,以激发经气,达到调和气血、旺盛代谢、通利经络,以恢复机体功能。针刺治疗,可以达到事半功倍的效果,但需要定期到医院实施。以下简单介绍几种简便易行的方法,适合在日常生活中进行。

(1) 按摩康复

经络是人体内气血运行,沟通内外,联络脏腑,贯穿上下的通道,是人体正常生命活动的基础。按摩时可以两手按在两脚涌泉穴上,随呼气之势引肾气上行,同时脾肝两经之气随之上升,经三阴由腿内侧上入腹胸直抵俞府、期门、大包、章门各穴。吸气时,转入背后沿足太阳膀胱经循行肝胆脾胃各俞穴,下行历京门、环跳、风市、膝阳关各穴入足三阳之井穴至阴、足窍阴、历兑。上下往返至少做 8 次,8 次为 1 个阶段。一般早晨、午饭后各做 64 次,晚上可做 2 个 64 次。脑出血后按摩可以达到舒经活络,行气活血的目的。

(2) 气功调摄

脑出血患者若遗留严重肢体感觉活动障碍,可配合吐纳法,练习用意念试着支配患肢,虽然初期不能使肢体移动,但是也算一种特殊运动状态。通过排除杂念,意守丹田(脐下 1.5 寸的气海穴)和调息入静的方法,用意念引导"内气"沿一定的经络路线循行,配合运气做深呼吸时,首先要尽量放松全身的肌肉,平心静气地呼吸,然后再伸屈双手,尽放肺腑,深深地用鼻吸气,直至不能再吸入空气为止。再将吸入的空气运降至丹田,闭气调息约数秒,才由丹田处运作,经肺脏、气管、喉头吐放出来。在吸入空气又将之运降至丹田气海时,闭气调息的时间初时为 3～4 秒,以后则慢慢练习增加至 8 秒左右。此法不仅可以调神、养性、练气、保精,配合肢体康复训练,亦是调神摄生的好方法。

(3) 功能康复训练

1) 面瘫的功能锻炼　用拇指自两眉之间经眉弓,经太阳穴到目内眦,再下经鼻翼旁、鼻唇沟、嘴角至下颌角,缓缓按揉,直到发热、发酸为止。

2) 语言功能训练　耐心细致地一字一句进行练习,练习时,注意力要集中,情绪要稳定,说话节奏宜慢,先从简单的单字、单词练习。鼓励患者大胆与人交谈,也是一种语言锻炼的方法。

3) 促进吞咽功能的恢复　牙齿功能对人的健康影响很大,

沪上中医名家养生保健指南丛书

其吞咽功能的恢复也有一定的好处。古代养生学家介绍"清晨叩齿三百过者,永不动摇"。叩齿法是摒除杂念,全身放松,口唇轻闭,然后上下牙齿有节律地互相轻轻叩击。吞咽呛咳不明显的患者,可以试着联系咽唾法。此法是晨起漱口之后,宁神闭口,先叩齿 36 次,然后尽量咬紧牙齿,用舌在口腔中四下搅动,不拘次数,尽量使津液不溢出为度,再分次缓缓咽下。

4) 肢体活动的功能恢复

急性期:防止肌肉关节挛缩,患肢置于功能位,勿使肢体关节旋转、弯曲。①保持关节功能位。应在医师的指导下,注意避免上肢屈曲、下肢伸展、足下垂内翻的模式。在肌肉神经恢复过程中,不正确的关节肢体摆放可以造成肢体的肌肉神经恢复不协调,对肢体的运动产生阻碍。②床上被动运动。就是在他人或本人健康肢体的协助下来完成的运动。进行时,被动运动的肢体肌肉应放松,利用外力固定关节的近端和活动关节的远端,根据病情需要尽量做关节各方向的全幅度运动,但要避免动作粗暴。每日活动各关节 2～3 次,每次 5～10 遍。患者意识清醒后鼓励用健肢帮助患肢做被动运动。③每日按摩患肢 1～2 次,每次 30 分钟。家属一手握住患者关节近端,另一手握其肢体远端,缓慢地活动关节,至关节最大活动度或引起疼痛时为止。然后采用按、摩、揉、捏 4 法,从远心端至近心端,先轻后重有节奏地按摩,帮助和指导患者肢体关节屈曲、旋转,先大关节后小关节,幅度从小到大。主要作用是促进肢体血液循环,维持关节韧带活动度,减轻肌肉痉挛,防止韧带挛缩。

恢复期:当患者急性期过后,生命体征平稳,即进入了功能恢复的黄金期,越早功能锻炼,对功能恢复越好。此时,应鼓励患者主动运动,如屈肘关节、内收肩关节、反复伸膝关节和髋关节及运动足趾关节,逐渐达到能抬移患肢;练习翻身及上下、左右移动身躯,训练时以健侧手抓住床边、床栏或家人协助练习起坐;练习腰背肌和腹肌,让患者下肢自由伸屈,立膝移动骨盆,下肢抬起离开床面,逐渐延长时间;做好坐起训练、站立训练、徒手训练。随着病情的好转、肌力的恢复,首先取半卧位,然后取端坐位,适应后协助患者坐于床边,两腿下垂,继之家属应站在患者患侧,协助患者起立,将瘫痪的手臂用绷带悬于胸前,指导并扶着患者行走,也可在监护下扶床或用拐杖练习行走;同时,指导患者正确的行走姿势,要求患者尽量抬高患肢。在进行锻炼时,应注意防止患者跌倒使病情加重,尽量避免在较湿、较滑的地面上活动。

第十三章
失　　眠

【疾病概况】

　　失眠是指无法入睡或无法保持睡眠状态,导致睡眠不足,又称入睡和维持睡眠障碍。是由于各种原因引起入睡困难、睡眠深度或频度过短、早醒及睡眠时间不足或质量差等。常见导致失眠的原因主要有环境因素、个体因素、躯体因素、精神因素、情绪因素等。研究表明自主神经紊乱引起的失眠占绝大多数。主要表现为睡眠时间、深度不足以及不能消除疲劳、恢复体力与精力,轻者入睡困难,或睡得不深,容易惊醒,醒后不能马上入睡,严重者甚至彻夜不眠。

　　失眠是临床常见病证之一,虽不属于危重疾病,但妨碍人们正常生活、工作、学习和健康,并能加重或诱发心悸、胸痹、眩晕、头痛、中风病等病证。顽固性的失眠,给患者带来长期的痛苦,甚至形成对安眠药物的依赖,而长期服用安眠药物又可引起医源性疾病。

　　中医认为失眠是由于情志、饮食内伤,或病后及年迈,禀赋不足,心虚胆怯等病因,引起心神失养或心神不安,从而导致经常不能获得正常睡眠为特征的一类病证。

　　失眠在《内经》中称为"目不暝"、"不得眠"、"不得卧",并认为失眠原因主要有两种,一是其他病证影响,如咳嗽、呕吐、腹满等,使人不得安卧;二是气血阴阳失和,使人不能入寐。

　　中医认为失眠病位主要在心,并涉及肝、脾(胃)、肾三脏。机体诸脏腑功能的运行正常且协调,人体阴阳之气的运行也正常,则人的睡眠正常;反之,就会出现睡眠障碍——失眠。从中医角度看,失眠基本有 5 种类型。

1. 肝郁化火

　　多由恼怒烦闷而生,表现为少寐,急躁易怒,目赤口苦,大便干结,舌红苔黄,脉弦而数。

2. 痰热内扰

　　常由饮食不节,暴饮暴食,恣食肥甘生冷,或嗜酒成癖,导致肠胃受热,痰热上扰。表现为不寐,头重,胸闷,心烦,嗳气,吞酸,不思饮食,苔黄腻,脉滑数。

3. 阴虚火旺

　　多因身体虚精亏,纵欲过度,遗精,使肾阴耗竭,心火独亢,表现为心烦不寐,五心烦热,耳鸣健忘,舌红,脉细数。

4. 心脾两虚

　　由于年迈体虚,劳心伤神或久病大病之后,引起气虚血亏,表现为多梦易醒,头晕目眩,神疲乏力,面黄色少华,舌淡苔薄,脉细弱。

5. 心胆气虚

　　由于突然受惊,或耳闻巨响,目睹异物,或涉险临危,表现为噩梦惊扰,夜寐易醒,胆怯心悸,遇事易惊,舌淡,脉细弦。

✚【养生指导】

　　失眠的养生指导原则:调整心态,保持愉悦;健康生活,良好习惯;劳逸结合,适当运动;饮食合理,自我保健。

一、发病前预防

　　如果以每日睡眠 8 小时计算,人的一生有 1/3 的时间是在睡眠中度过的。睡眠的好坏,与人的心理和身体健康息息相关。

睡眠有四要素,对睡眠的质量影响很大。

1. 睡眠的环境

睡眠的好坏与睡眠环境关系密切。在 15～24℃ 的温度中,可获得安睡。

2. 睡眠的用具

无论是南方的床,还是北方的炕,在安放或修造时,都应南北顺向,入睡时头北脚南,使机体不受地磁的干扰。铺的硬度宜适中,过硬的铺会使人因受其刺激而不得不时常翻身,难以安睡,睡后周身酸痛;枕高一般以睡者的一肩(约 10 厘米)为宜,过低易造成颈椎生理性骨刺。夏季,枕头要经常翻晒,避免病菌进入口鼻,导致肺系疾病增多。

3. 睡眠的姿势

有心脏疾患者,最好多右侧卧,以免心脏受压而增加发病概率;脑部因血压高而疼痛者,应适当垫高枕位;肺部有感染性疾病者,除垫高枕外,还要经常改换侧睡,以利痰涎排出;胃部胀满和肝胆系疾病者,以右侧位睡眠为宜;四肢有疼痛者,应避免压迫痛处而卧。总之,选择舒适、有利于病情的睡姿,有助于安睡。

4. 睡眠的时间

睡眠时间一般应维持 7～8 小时,但不一定强求,应视个体差异而定。入睡快而睡眠深、一般无梦或少梦者,睡上 6 小时即可完全恢复精力;入睡慢而浅睡眠多、常多梦噩梦者,即使睡上 10 小时,仍难精神清爽。应通过各种治疗,以获得有效睡眠,只是延长睡眠时间对身体有害。由于每个人有不同的生理节奏,在睡眠早晚的安排上要因人而异。事实上,不同生理节奏使睡眠出现两种情况,即"夜猫子"和"百灵鸟"。顺应这种生理节奏,有利于提高工作效率和生活质量,反之,则对健康不利。

二、发病后养护

1. 寻求并消除失眠的原因

造成失眠的因素颇多,前已提及,只要稍加注意,不难发现。原因消除,失眠自愈,同时应改善生活习惯,减轻心理压力。

2. 睡眠诱导

失眠者睡前应避免紧张刺激的娱乐活动。睡前运动不但不能帮助睡眠,而且会让原本已经疲倦的肌肉更加紧张,大脑也会更清醒,反而睡不着。睡前读书也是一种不利于睡眠的习惯,睡前如果忘情于一些情节紧张的小说,只会让大脑更兴奋,睡着后做梦浮想联翩。所以,睡前若想读书,还是以轻松的散文为好。喝酒助睡也是很不明智的做法,睡是睡着了,却容易呼吸困难、睡不安稳、胃痛、口渴,醒来头重混沌。另外,安眠药可不能乱吃!服用安眠药后的睡眠不同于生理睡眠,而是被动睡眠。因此,服药后即便整夜入睡,醒来依然会感觉疲乏。

睡前到户外散步一会儿,放松一下精神,创造有利于入睡的条件反射机制,如睡前喝1杯牛奶,或沐浴,或用微烫的热水泡泡脚至额头有些小虚汗为佳,也可用磨脚石搓一搓,促进血液循环,改善睡眠质量。听平淡而有节律的音乐或催眠音乐然后就寝,对顺利入眠有百利而无一害。只要长期坚持,就会建立起入睡条件反射。睡前不要饮用酒、咖啡、浓茶等刺激性饮品,这些物质对入眠有一定的负面影响。睡前勿进食,睡前进食,特别是油腻之品,会增加胃肠的负担,腹部胀满,易引起多梦、说梦话、发梦魇,应极力避免。可以食用苹果、香蕉、橘、橙、梨等水果。因为这类水果的芳香味对神经系统有镇静作用;水果中的糖分,能使大脑皮质抑制而易进入睡眠状态。自我调节、自我暗示,可玩一些放松的活动,也可反复计数等,有时稍一放松,反而能加快入睡。睡前可以把手叠放在小腹上,采用腹式呼吸,把注意力转移到小腹,可以配合默念数数,能够很快入睡,还有瘦腹部的

沪上中医名家养生保健指南丛书

功效。

注意睡姿,以右侧卧位尤好,有利于肌肉组织松弛,消除疲劳,帮助胃中食物向十二指肠方向推动,还能避免心脏受压。右侧卧位过久,可调换为仰卧位。舒展上下肢,将躯干伸直,全身肌肉尽量放松,保持气血通畅,呼吸自然平和。

3. 促进睡眠的硬件

1) 卧室内不要摆放绿色植物、鲜花。一般来说鲜花的香味容易让人无法入睡,而绿色植物在夜间会与人抢夺氧气,影响睡眠质量。建议卧室里只摆放郁金香,郁金香不会有引起过敏反应的危险。

2) 卧室内最佳温度为 18~22℃。人体在这个温度内感觉最舒适,所以比较容易入睡。

3) 卧室墙壁的色调以淡色为主,凝重的色彩容易让人兴奋,无法入睡,对于焦虑型失眠者更是大忌。

4) 卧室窗帘选用厚实的面料以遮光隔音。

5) 选择合适的枕头,以高 10 厘米左右的枕头最合适。枕头过高会让人睡不安稳。

6) 足部保暖,双脚凉的妇女睡眠质量比足部舒适暖和的妇女要差,建议穿着厚袜子睡觉。

7) 晚上不要打扫卫生,清扫房间使用的喷雾剂和化学清洁剂都可能刺激呼吸道,从而影响睡眠。建议只在早晨打扫卧室。

4. 物理治疗

(1) 水疗法

温水浴:温度为 37~38℃,每日 1 次,15~20 分钟,20 次为 1 个疗程。

(2) 心理治疗

一般心理治疗,通过解释、指导,使患者了解有关睡眠的基本知识,减少不必要的预期性焦虑反应。

（3）行为治疗

进行放松训练,教会患者入睡前进行,加快入睡速度,减轻焦虑。

（4）其他治疗

1）保健疗法　每日按摩太阳穴、百会穴数次,用保健木梳梳头 5 分钟,从而保持心情舒畅,解除烦恼,消除思想顾虑。

2）自我穴位按摩　失眠患者可在睡眠前按摩某些穴位,以帮助安神入睡。可选用内关、神门、涌泉和三阴交等穴位。

内关:仰掌,于腕横纹上 2 寸,当掌长肌腱与桡侧腕屈肌腱肌腱之间取穴(图 13‑1)。

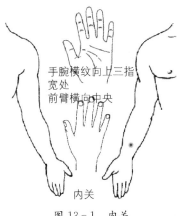

图 13‑1　内关

神门:仰掌,在尺侧腕屈肌腱的桡侧缘,腕横纹上取穴(图 13‑2)。

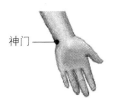

图 13‑2　神门

涌泉:蜷足时,在足心前 1/3 的凹陷中取穴(图 13 - 3)。

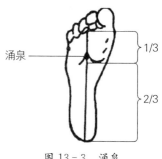

图 13 - 3　涌泉

三阴交:于内踝高点上 3 寸,胫骨内后缘取穴(图 13 - 4)。

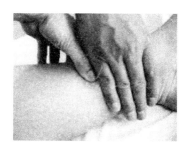

图 13 - 4　三阴交

5. 饮食疗法

大枣、小麦、冰糖。先取大枣、小麦水煎去渣取汁,纳入冰糖烊化顿服。每晚 1 次。

6. 药膳疗法

1) 桂圆红枣粥　取大枣、桂圆肉、大米、砂糖适量。先取大米煮粥,待沸时加入大枣、桂圆肉,煮至粥熟时,调入冰糖,再煮一二沸即成。每日 1 剂。适合失眠怕冷的患者服用。

2) 百合粥　取干百合 30 克(新鲜 60 克),粳米 60 克,红枣10 粒,冰糖适量。文火煮粥,早晚服用。功效养心安神,润肺止咳。适合失眠症、更年期、热病后、肺燥干咳等。

3) 栗子龙眼粥　取栗子 10 粒(去壳切碎),龙眼肉 15 克,粳米 50 克。文火煮粥,食时加糖调味。功效补心安神,益肾壮腰。适合因心血肾精不足引起的失眠、心悸、腰膝酸软等。

4) 龙眼莲子山药粥　取莲子 30 克,龙眼肉 30 克,百合 20 克,山药 20 克,红枣 6 粒,粳米 30 克。文火煮粥,食时加红糖调味。早晚食用。适合失眠多梦、心悸健忘、没胃口等症,亦宜病后调养。

7. 泡茶饮

1) 枸杞茶　枸杞 30 克,炒枣仁 40 克,五味子 10 克。和匀,分成 5 份。每日取 1 份,放入茶杯中开水冲泡,代茶频饮。或日饮 3 次,但每次不少于 500 毫升。

2) 五味子茶　五味子 30 克。水煎,睡前服。主治失眠、周身乏力。

8. 心理护理

1) 保持乐观、知足常乐的良好心态　对社会竞争、个人得失等有充分的认识,避免因挫折而导致的心理不平衡。

2) 遵循有规律的睡眠时间表　每日同一时间上床,同一时间起床,周末亦如此。建议不要熬夜。

3) 定期运动,面对压力　剧烈运动后往往很难入睡。定期运动不但有助于缓解压力,减少梦中惊醒,减轻失眠症状,舒缓压力,达到身心健康的效果,而且可以延长深睡眠的时间。多多亲近自然,放松紧张烦躁的心情,可以去山区旅游、海边吹风、近郊旅游。通过适当的户外活动,可以让自己紧张的神经得到有效缓解,心情好,睡眠也就好。同时,有花草树木、山清水秀的地方,空气中的负离子含量比城市高,有利于人体神经的养护,提高睡眠质量。另外,对于部分较重的患者,应在医师指导下,短期、适量配用安眠药或小剂量抗焦虑、抑郁剂,这样可能取得更快、更好的治疗效果。

4) 限制白天睡眠时间　除老年人白天可适当午睡或打盹

片刻外,应避免午睡或打盹,否则会减少晚上的睡意及睡眠时间。

5) 不必每日强制睡够 8 小时　其实偶尔一两次睡眠时间不够并不会产生太大影响。因此,不要唯恐时间不足而精神紧张,这样反而更睡不好,甚至导致恶性循环。

第十四章
癫 痫

✚【疾病概况】

癫痫俗称"羊痫风",是一种反复发作、暂时性、中枢性神经系统功能失常的慢性疾病。癫痫发作特点是不分场合、地点、时间,极易造成意外发生,如开车、过桥、爬山时发病。癫痫的发病率与年龄有关。主要是少年期发病,随年龄增长发病数逐年减少,30岁以前发病者占60%,50岁以上发病者不足15%。

现代医学将癫痫的病因分为特发性癫痫和症状性癫痫。特发性癫痫又称原发性癫痫,这类癫痫目前未找到病因,与遗传因素有密切关系。一般在儿童期与青春期发病。症状性癫痫又称继发性癫痫,多由于脑部损伤或代谢障碍引起。

中医药治疗癫痫已有2000多年的历史。《素问·奇病论》中指出癫痫病的先天因素。后世医家不断完善总结,指出癫痫的发病,病位在脑,脑神受七情等外界刺激,加以气虚、血瘀、风、火、痰浊等因素最终导致脑神功能失调,体内阴阳气血营卫逆乱,夹痰浊瘀血上逆导致癫痫发作。其中尤以"痰"致病最为重要。所谓:"癫痫者,痰邪逆上也"。采用针对性的疗法如清热、逐痰、化瘀、熄风、镇惊、消积、驱虫等辨证论治,在癫痫病的不同病程阶段调整脏腑、阴阳平衡功能。

癫痫根据临床表现和相应的脑电图特征,分为部分性发作和全身性发作两大类。

沪上中医名家养生保健指南丛书

一、全身性发作

1. 全身强直-阵挛发作

突然意识丧失,接着四肢出现强直,随后阵挛性痉挛。常伴尖叫、面色青紫、尿失禁、舌咬伤、口吐白沫或血沫、瞳孔散大。持续数十秒或数分钟后痉挛发作自然停止,患者进入昏睡状态。醒后有短时间的头昏、烦躁、疲乏,对发作过程不能回忆。若发作持续不断,一直处于昏迷状态者,称大发作持续状态,常危及生命。

2. 失神发作

突然性各种活动中断、意识丧失,可以伴有肌阵挛或自动症。一次发作数秒至十余秒。脑电图出现每秒 3 次棘慢或尖慢波综合。

二、部分性发作

1. 单纯部分性发作

某一局部或一侧肢体的强直、阵挛性发作,或感觉异常发作,历时短暂,意识清楚。若发作范围沿运动区扩及其他肢体或全身时可伴意识丧失,称杰克森发作。发作后患肢可有暂时性瘫痪,称 Todd 麻痹。

2. 复杂部分性发作

精神感觉性、精神运动性及混合性发作。多有不同程度的意识障碍及明显的思维、知觉、情感和精神运动障碍。可有神游症、夜游症等自动症表现。有时在幻觉、妄想的支配下可发生伤人、自伤等暴力行为。

3. 自主神经性发作

可有头痛型、腹痛型、肢痛型、晕厥型或心血管性发作。

癫痫可由各类因素诱发,常见的如光线、劳累、发热、饥饿、睡眠不足、情绪波动、药物使用不规范等。癫痫发作时跌倒往往造成脑部或其他部位的损伤,具有较大的危险性;反复发作以及长期服用药物,又影响患者的性格、行为,出现记忆力下降、性格改变、行为异常等。因此,积极预防、尽早治疗、规范合理用药,是癫痫患者恢复健康的必备条件。

【养生指导】

癫痫的养生指导原则:①病前预防。加强孕期、产前卫生知识宣讲;健康生活,良好习惯,避免癫痫的各种诱发因素。②病后防治。勇敢面对疾病,合理使用药物,不偏听偏信;劳逸适度,适当运动;调整心态,保持愉悦。

一、发病前预防

1. 加强孕妇保健

孕妇产前卫生知识宣讲,进行营养、生活指导,使孕妇身体健康,胎儿发育良好,以免先天不足致生后易发癫痫。

2. 避免新生儿产伤

新生儿产伤是癫痫发病的重要原因。孕妇应定期产前检查,实行新法接生,及时处理难产,避免新生儿窒息,尽一切可能减少新生儿产伤。

3. 消除癫痫的诱发因素

防止颅脑外伤(脑外伤后癫痫的发病率一般为2%～3%,重症脑外伤可以达到25%～30%),控制脑部感染;预防和减少各种传染病尤其是脑部传染病;纠正内分泌或代谢障碍;治疗脑血管疾病(脑血管疾病中20%患者有癫痫发作,随着脑血管患者存活期延长,中风后合并癫痫的患者也逐年增加)、脑寄生虫病;解救中毒;摘除脑部肿瘤;消除精神紧张及情绪障碍等因素,可减少某些患者发病。

酒类,碳酸饮料,过劳,精神刺激,某些药物如糖皮质激素、异烟肼等均可诱发癫痫,应避免。青霉素可诱发癫痫,须禁用。

　　小儿发热往往能诱发癫痫,故出现发热时,应及早降低体温,尽量减少癫痫发作的频率。儿童佝偻病易发生癫痫,所以及早补充钙剂及维生素 D,既能预防佝偻病,又可减少癫痫的发作。

4. 减少和阻止癫痫发作

　　树立积极乐观的态度,消除自卑恐惧心理,坚持正规治疗,大多数患者疾病是可控制的。

5. 注意生活的规律性

　　定时起床、睡眠;注意口腔卫生,保持大便通畅;适当活动,避免过劳及精神紧张。

　　饮食要有营养,易于消化,多食蔬菜,适当限制水分和盐。儿童进食多脂肪、少糖的食物。避免暴饮、暴食,禁用烟、酒、浓茶等刺激性食物。

6. 保持正常作息,避免意外

　　癫痫儿童可照常上学。成年人应参加适宜的工作,不从事高空及化工作业,以及游泳、骑马、爬山、驾驶和在机器旁、炉旁、水库和池塘边,平时习惯盆浴的患者浴盆中的水位尽量浅一点,以免癫痫发作时发生意外。

7. 癫痫在间歇期,应进一步去医院检查病因

　　因为癫痫的病因不同,治疗亦不同,明确病因,可给予相应的治疗措施。

8. 癫痫发作时注意点

　　癫痫发作有先兆时,要立即在身边找适当的场所坐下或躺下,以防跌伤及撞伤。癫痫发作时,口内尽量塞一些质地软、有一定厚度的布条或软木条,以防舌咬伤。

　　癫痫发作频繁,患者须定时就医,坚持长期、正规服药,切忌盲目减量或停药,以免诱发癫痫大发作,甚至发生癫痫持续状态。癫痫持续状态有危险性,一旦发生,应立即前往医院急诊,进行抢救,终止发作,防止产生严重的并发症。

9. 患癫痫的孕妇注意点

患癫痫的孕妇在服药期间生的孩子发生畸形的机会是正常人群的 2～3 倍,因此患癫痫的孕妇注意如下。

1) 继续抗癫痫治疗 多数患者在受孕和妊娠期应继续服药,因为妊娠期癫痫发作频率会增高,发作程度也较平时严重。而癫痫的发作,特别是强直发作,有可能造成孕妇外伤,导致流产或胎儿的其他损伤。

2) 简化治疗药物 最好使用单药低剂量治疗,依据患者的发作类型,选择效果最好的药物。单药治疗可以明显减少胎儿畸形的发生率。

3) 补充营养 补充充足的维生素、微量元素和叶酸,保证睡眠,避免服用其他药物,禁止饮酒。

二、发病后养护

现代医学认为,癫痫经明确诊断且反复发作者,应立即进行积极的治疗。无论哪种类型的癫痫发作,其发作的严重程度,最终都将对人体造成多方面的损害,其中最重要的是脑部伤害。鉴于此,癫痫应尽早治疗,临床上多采取单一药物口服,多数患者能控制癫痫发作,疗效良好;单药治疗效果不理想时,可考虑2 种或 2 种以上药物联合治疗。

中医学认为癫痫是一种发作性病证,临床需辨明病因与证候属性,分清寒热虚实、标本缓急。发作期多采用驱邪以治标,休止期以扶正培本为主。除中药内服外,癫痫的治疗还可采用综合方法,针刺、耳穴、推拿等可在日常生活中使用。

1. 常用中药

天麻、钩藤、全蝎、僵蚕、蜈蚣、朱砂、磁石、胆南星、珍珠、琥珀、石菖蒲、羚羊角、牛黄、白芍、天竺黄、蝉衣、丹参、当归、地龙、紫石英、龙骨、牡蛎、铁落、礞石等。以上药物应在医师指导下,因人而异辨证使用,不能盲目随意服用。

2. 针刺法

（1）手法

1）补法 采用适当的手法激发经气以补益人体正气,使低下的功能恢复旺盛。

2）泻法 采用适当的手法疏泄病邪,调节人体脏腑经络功能,促使阴阳平衡恢复健康。

（2）常用腧穴

1）发作期常用腧穴 人中、内关、涌泉（图 14 - 1）。

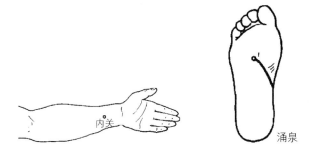

图 14 - 1 发作期常用腧穴

2）间歇期常用腧穴 足三里、丰隆、肾俞、太冲（图 14 - 2）。

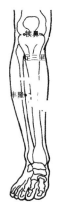

图 14 - 2 间歇期常用腧穴

（3）针刺注意事项

1）患者处于过饥、疲劳、精神紧张时，不宜进行针刺治疗。

2）身体瘦弱、气血亏虚的患者，针刺手法不宜过强，行针时尽量取卧位。

3）妇女怀孕不足 3 个月，不宜针刺小腹穴位。

4）针刺部位有感染、破损、出血、瘢痕，不宜针刺。

5）胸、胁、腰、背脏腑所居之处的腧穴，不宜深刺、直刺。

3. 耳针

（1）耳穴的选择

心点：在耳甲腔中心最凹陷处。

肾点：在对耳轮下脚的下缘。

神门：在三角窝的外 1/3 处，对耳轮上、下脚交叉之前。

脑点：在对耳屏尖与轮屏切迹的中点。

皮质下：在对耳屏的内侧面。

枕点：在对耳屏外侧面的后上方。

（2）方法

埋针：埋绿豆或王不留行籽，3～7 日更换 1 次；患者或家属可以局部按压，每日 2～3 次，每次 1 分钟。

4. 护理指导

癫痫患者除了正规的药物治疗及日常保健外，家庭的护理承担起极重要的角色。

（1）建立病情档案

详尽记录每次发病时间、诱发因素、发作形式、发作持续时间、发作后患者的表现。

（2）服药护理

家属要督促患者按时、按量服药，防止少服、漏服、多服药物。癫痫患者需长期用药。癫痫完全控制后，才可逐渐减量至停药，减药过程需 1 年左右。病程越长，药量越大，停药愈慢，少数患者可能需要终身服药。

（3）生活护理

患者居室要宽敞、安静。频繁发作者须有专人看护,避免患者发生意外伤害。

（4）饮食合理

不宜过饥过饱,低血糖常常诱发癫痫发作。禁用烟、酒、可乐等碳酸饮料,以及浓茶、咖啡、巧克力等;多食含纤维素高的食物,如芹菜、荠菜、白菜、地瓜、卷心菜、莴笋、土豆、茄子、萝卜等;不食辣椒,可食葱、蒜、姜;果汁（如橙、橘）,梨、桃、杏等水果;鱼、肉可食,不食鱼子、鱼皮。

（5）食疗方

1）天麻陈皮粥　天麻、陈皮各 10 克,大米 100 克,白糖适量。天麻切片,陈皮切碎与大米同煮,粥熟后加入白糖拌匀,分 2 次,一日服完。天麻平肝熄风,陈皮理气化痰。此粥适用风痰壅盛型癫痫。

2）人参橘皮汤　生晒参 10 克,橘皮 10 克,白糖适量。人参、橘皮先煎,去渣取汁,加入白糖,代茶饮。人参补中益气。此方用于气血不足的癫痫患者。

3）淮山枸杞猪肉煲　淮山 30 克,枸杞 15 克,猪瘦肉 100 克。同放煲内,加清水适量,煲后加油盐调味,分次取食。淮山药健脾利湿,枸杞补益肝肾。此方用于脾肾亏虚型的癫痫。

（6）运动

癫痫患者可参加适量运动,散步、慢跑、乒乓球、太极拳等,但不能过于激烈,运动量以患者自我感觉来判断。如果运动后感觉轻松、良好、愉快,情绪依然饱满、精力旺盛、食欲正常、睡眠良好,说明运动量合适。癫痫患者不宜参加的运动有快速奔跑、游泳、登山、跳水、赛车等,长时间用脑如下围棋、象棋等也会造成体力消耗,诱发癫痫发作。尽量不骑自行车,以免发生意外。

（7）运动时注意事项

运动量个体化,一定采取循序渐进的方式来增加活动量。

注意周围环境气候,夏天时运动应选择在清晨或黄昏时进行,冬天则要注意保暖。运动时穿舒适、吸汗的衣服,选择棉质衣料、专业运动鞋达到防护目的。运动场所要安全,最好是在公园、学校内的场所,切勿在巷道、楼道或马路边进行运动,以免发生意外。运动时不能空腹,以免发生低血糖。一般选择在饭后 2 小时左右进行运动较适宜。

(8) 娱乐方面

癫痫患者应少看电视,尽量不看电影,以免声音、画面诱发癫痫发作。近年来电子游戏深受孩子喜爱,它的声、光、色彩、生动的画面及丰富的内容,对孩子极具吸引力,虽然这些益智类电子游戏可促进儿童大脑发育、启发智力,但是长时间玩此类电子游戏对某些患儿是不利的,往往诱发癫痫发作,家长应加以控制。

鼓励癫痫患者参加公共活动。癫痫患者常常担心在公共场合发病,遭到鄙视,往往不愿参加社交活动,形成自卑、抑郁的性格,不利病情好转。事实上,癫痫患者在药物的良好控制下,积极参与社交活动,可使心情舒畅、精神愉快,更有利于疾病的治疗。

癫痫儿童多数被家长过分保护,孩子的社交娱乐受到限制,许多智力正常的癫痫儿童与健康儿童相比,他们的伙伴较少,这是不可取的,对孩子的身心健康、学习都会造成影响。正确的方法是鼓励孩子积极参加体育活动和各种娱乐活动,缩短与正常儿童间的距离,这样才能促进患儿的身体健康、心理健康。

第十五章

头　痛

✚【疾病概况】

　　头部疼痛,包括头的前、后、偏侧部疼痛和整个头部疼痛。头痛是临床上常见的症状之一,通常是指局限于头颅上半部,包括眉弓、耳轮上缘和枕外隆突连线以上部位的疼痛。头痛的原因繁多,其中有些是严重的致命疾患,但病因诊断常比较困难。

　　根据国际头痛分类委员会的分类标准,头痛共分为 14 类,达 250 多种,综合起来可分为原发性头痛和继发性头痛。原发性头痛包括偏头痛、紧张性头痛、丛集性头痛等。常见的是偏头痛和紧张性头痛。继发性头痛由头或颈部的外伤所致、头或颈部的血管疾病所致、颅内疾病所致,还有感染、肿瘤或精神因素,甚至药物引起,也就是说由一定疾病或可以找到的病因引起的头痛。由于头痛的原因很复杂,有些是致命的,所以头痛患者特别是初发者务必先至医院就诊,进行检查,明确诊断。如确诊为偏头痛或紧张性头痛的患者,可在日常生活中进行一定的自我保健。

　　中医将偏头痛和部分肌紧张性头痛称为"头风"病,是以慢性阵发性头痛为主要表现的一种疾病。《医林绳墨·头痛》:"浅而近者,名曰头痛;深而远者,名曰头风。"

　　《素问病机气宜保命集·伤寒论》言:"五运六气有所更,世态居民有所变。"自然环境的改变,气候的异常,势必影响人们的体质。由于阳气骚动,人常处于一种阳盛火旺的状态,易于形成阳热体质。此种体质的人性格急躁易怒,容易失眠,均是头风病的危险因素。且阳热有余易从火化,一则气火相携上扰清窍,二则耗伤阴血,致使肝失所养,均可导致头风病发作。

一、偏头痛

1. 临床表现

偏头痛为反复发作的一种搏动性头痛,持续数分钟至 1 小时左右。出现一侧头部一跳一跳的疼痛,并逐渐加剧,直到出现恶心、呕吐后,感觉才会有所好转,在安静、黑暗环境内或睡眠后头痛缓解。在头痛发生前或发作时,可伴有神经、精神功能障碍。

2. 诊断依据

根据长期反复发作的头痛史,间隙期一切正常,体格检查正常及偏头痛家族史,诊断并不困难。但是有些动脉瘤或动静脉畸形也可伴发偏头痛,所以应做头颅 CT 扫描或脑血管造影明确诊断。复杂型偏头痛常由器质性疾病引起,应做神经影像学检查。

多数典型性偏头痛患者呈周期性发作,女性多见。发病前大多数患者可出现视物模糊、闪光、幻视、盲点、眼胀、情绪不稳,几乎所有患者都怕光,数分钟后即出现一侧性头痛。大多数以头前部、颞部、眼眶周围、太阳穴等部位为主,可局限某一部位,也可扩延整个半侧。头痛剧烈时可有血管搏动感或眼球跳出感。疼痛一般在 1~2 小时达到高峰,持续 4~6 小时或十几小时,重者可历时数日,头痛难忍十分痛苦。

普通型偏头痛占 80%,比较常见,发病前可没有明显的先兆症状,也有部分患者在发病前有精神障碍、疲劳、哈欠、食欲不振、全身不适等表现,女性月经来潮、饮酒、空腹饥饿时也可诱发疼痛。

3. 发病原因

偏头痛的确切病因及发病机制仍在讨论中。很多因素可诱发、加重或缓解偏头痛的发作。通过物理或化学方法,学者们也提出了一些学说。

对于某些个体而言,很多外部或内部环境的变化可激发或加重偏头痛发作。如精神心理压力大、情绪抑郁或情绪变化剧烈,饮食不当,过度锻炼,睡眠不规律,或者口服药物,如血管扩张药、避孕药、激素或者激素替代类药,以及频繁使用麦角胺、阿片类药、曲坦类药及其他单一成分止痛药(如巴比妥、咖啡因、异辛烯胺),或者气候变化均可诱发偏头痛。

4. 预后转归

一半儿童偏头痛患者约 6 年后不再经历偏头痛,约有 1/3 得以改善。而成年人偏头痛常反复发作持续几十年。据研究显示,偏头痛患者比平常人更容易发生大脑局部损伤,进而引发中风。偏头痛的次数越多,大脑受损伤的区域会越大。

✚【养生指导】

头痛的养生指导原则:健康生活,良好习惯;正确用药,预防为主;劳逸结合,合理饮食;调整心态,保持愉悦。

一、发病前预防

对于头痛最好的解决办法还是预防,如戒烟酒,忌生、冷、油腻以及过咸、过辣、过酸的食物;多食新鲜蔬菜、水果,如豆芽、瓜类、黑木耳、芹菜、荸荠、豆等;适当体育活动,保持愉快平和的心态等。

迄今尚无特效治疗方法可令偏头痛永不复发。不过,实践证明,患者除通过心理调适、饮食调养外,最有效的治疗方式是在偏头痛的间隙期进行预防性治疗。

1. 少碰 3C 食物

奶酪起司(cheese)、巧克力(chocolate)、柑橘类食物(citrus fruit),以及腌渍沙丁鱼、鸡肝、西红柿、牛奶、乳酸饮料等富含酪胺酸。而酪胺酸是造成血管痉挛的主要诱因,所以如果有偏头痛病史,那么最好远离这些食物。

2. 小心香肠、热狗

香肠、热狗、火腿、腊肉等腌熏肉类和加工肉品等含有亚硝酸盐,以及含味精多的食品会诱发偏头痛,日常生活中最好尽量少吃。

3. 警惕代糖食品

研究发现,代糖"阿斯巴甜"(aspartame)会过度刺激或干扰神经末梢,增加肌肉紧张,而引发偏头痛。而低糖可乐、低糖汽水、无糖口香糖、冰淇淋、复合维生素和许多中成药中都含有阿斯巴甜。所以对代糖过敏的人,只要啜饮一小口低糖汽水,就会引发头痛。

注意看产品包装上的食品内容标识。发现上面标有:amino acids(氨基酸)、asparagic (aspartic) acid[天(门)冬氨酸]或 phenylalanine(苯基丙氨酸)时,就应尽量避免。要增加食物或饮料的甜度,最好用蜂蜜替代白糖和代糖品。

4. 谨慎使用止痛药、感冒糖浆

止痛药可能是个诱人的陷阱。许多人私下服用止痛药以企图减轻疼痛,然而超量服用止痛药,不但无法缓解疼痛,相反会造成药物引起的反弹性头痛,易患上慢性偏头痛。如果 1 周吃超过 2 或 3 次止痛药来缓解疼痛,请马上就医。

5. 补充镁

镁能调节血流、放松肌肉。对某些人来说,即使只缺一点镁,就能引发头痛。平常多吃含镁高的食物来食补,如全谷类食物、坚果种子(如葵花子、杏仁、腰果、榛子等)、花菜、豆腐等,可以预防头痛。

6. 补充维生素 B₂

研究发现,口服高剂量维生素 B_2 可减少偏头痛发作频率和持续时间,但其剂量每日不应超过 400 毫克。

7. 少喝红酒

所有酒精类饮料都会引发头痛,特别是红酒含有更多诱发头痛的化学物质。

8. 学会减压

如果常因工作压力而导致偏头痛,不妨经常泡泡温水浴,或尝试一些肌肉放松技巧。如腹式呼吸技巧,即慢慢吸气,令腹部充分外鼓,吐气时感受腹部逐渐内扁。

9. 规律运动

医师指出:对偏头痛患者来说,着重呼吸训练、调息的运动(如瑜伽、气功),可帮助患者稳定自律神经系统,减缓焦虑、肌肉紧绷等症状。

10. 睡眠规律,拒绝晨昏颠倒

维持规律作息,即使在假日也定时上床、起床,对有偏头痛的人来说格外重要。因为睡眠不足或睡太多都容易引发偏头痛。

11. 勤做肩颈运动

专家发现,颈部和肩部肌肉的某些部位承受压力时,会加剧偏头痛,甚至令从未有过偏头痛的人患上慢性偏头痛。所以对于上班族来说,如果需要长时间使用计算机,则要注意屏幕和座椅高度及坐姿,且每工作 50 分钟,最好休息 10 分钟,并常常运动颈肩部。

12. 月经期多喝水

偏头痛常会在女性月经期发作,所以当经期快到时及经期之间,最好比平常喝更多水,以帮助身体排毒,有效降低偏头痛的发病率。

13. 小心使用避孕药

有些女性首次服用避孕药后便开始偏头痛发作。一些专家研究认为，患偏头痛的女性服用避孕药会增加中风的风险。

14. 其他

小心香水和众多清洁剂的气味。外出时避免强烈的阳光，可以戴太阳眼镜，营造安静的环境。每周至少吃 3 次鱼，并服食一些鱼油补给品，能有效减少偏头痛的发作频率。

二、发病后养护

1. 冰袋冷敷

将冰块放在冰袋里或用毛巾包好，敷在头痛部位。等冷却的头部血管收缩后，症状自然会减轻。

2. 休息

在偏头痛发作时，不妨在光线较暗、四周安静的房间里休息一会儿。一般来说，只要睡上半个小时，偏头痛就会有所减缓。

3. 按摩头部

用双手按住左右两侧太阳穴，减轻血管膨胀。

4. 头缠毛巾

看起来可能会很可笑，不过这的确是治疗偏头痛的好方法。疼痛时，使用毛巾或柔软的布条松紧适宜地缠在太阳穴周围，可达到抑制血管扩张、缓解疼痛的作用。

5. 自我疗法治偏头痛

(1) 揉太阳穴

每日清晨醒来后和晚上临睡以前，用双手中指按太阳穴转圈揉动，先顺揉 7~8 圈，再逆揉 7~8 圈。反复几次，连续数日，偏头痛可以大为减轻。

(2) 梳摩痛点

将双手的 10 个指尖，放在头部最痛的地方，像梳头那样进行轻度快速梳摩。每次梳摩重复 100 次，每日早、中、晚各做 1

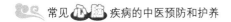

遍,能起到缓解疼痛的目的。

二 紧张性头痛

紧张性头痛又称肌收缩性头痛。一种头部的紧束、受压或钝痛感,更典型的是具有束带感。作为一过性障碍,紧张性头痛多与日常生活中的应激有关,但如持续存在,则可能是焦虑症或抑郁症的特征性症状之一。

1. 临床表现

1) 头痛多位于两额及枕、颈部,呈持续性钝痛,患者常诉头部有紧箍感和重压感,不伴恶心和呕吐。

2) 头痛可于晨间醒来时或起床后不久出现,可逐渐加重或整天不变,患者常声称头痛多年来未缓解过。

3) 部分患者与偏头痛并存。

4) 部分患者有"空枕头"征(平卧时头部上抬,似有枕头)。

2. 发病原因

紧张型头痛虽然是一种常见的头痛病,但其发病机制至今尚未完全明确。顾名思义,紧张性头痛是由于头部与颈部肌肉持久收缩所致,而引起这种收缩的原因如下。

1) 作为焦虑或抑郁伴随精神紧张的结果。

2) 作为其他原因的头痛或身体其他部位疼痛的一种继发症状。

3) 由于头、颈、肩胛带姿势不良所引起。

该病临床上极为常见,以女性为多,多在 30 岁前后发病,心理治疗往往能收到良好的效果。

3. 诊断依据

1) 头痛多于 30 岁前后发生,多位于两额及枕、颈部,呈持续性钝痛,而头痛的持续性为其主要特征。

2) 部分患者和偏头痛并存。

3) 部分患者有"空枕头"征。

4) 排除脑肿瘤、高血压、癫痫和青光眼等所引起的头痛。

4. 预后转归

虽然影响紧张性头痛的因素较多,但其预后相对较好。发作性紧张性头痛经治疗可终止发作,部分慢性紧张性头痛患者疗效差与合并偏头痛、滥用止痛药和心理压力有关。紧张性头痛的预后主要还是取决于正确诊断、早期正确治疗,并且避免不正当的过量服药。

✚【养生指导】

一、发病前预防

关键在于预防紧张性头痛的发作,具体如下。

1) 注意早晚的保暖,注意早、中、晚衣服的增减。

2) 饮食上注意多食用酸甘养阴之物,如番茄、百合、青菜、草莓、橘子等,忌食辛辣、油腻的食物。

3) 调节情绪,不要给自己过多的压力,不要一天到晚埋头于书本,要多走出家门到户外进行锻炼,尽量缓解、放松情绪。

4) 少吹冷风,减少压力,学会做深呼吸调节心理的紧张、抑郁情绪,多喝水(大部分的头痛状况都是由脱水引发的)。

5) 尽量增加自己休息睡眠的时间,因为充足的休息可以缓解精神上的紧张和抑郁。特别是中午睡午觉是一个不错的选择。

二、发病后养护

1. 休息

家属应指导患者安排合理的生活作息制度,注意劳逸结合。保证充足的休息和睡眠时间。患者可依据自身生活规律,合理安排作息时间,并尽可能不要打乱自己的作息计划。午休小憩一会儿很有益,晚间休息前不宜饱食、吸烟、饮浓茶或做过量运动,行热水浴或用热水泡脚,熄灯,创造一个安静的休息环境,以降低大脑皮质兴奋性,尽快进入睡眠状态。

2. 心理护理

紧张性头痛虽然在症状上表现为躯体疾病,但发病和演变均与心理因素密切相关。因此,紧张性头痛患者必须善于调节自己的情绪,尽量保持稳定、乐观的心理状态,遇事要沉着冷静,学会客观、理智地对待事情,不要过喜、过悲、过怒、过忧。如果确实有自己不能"消化"、"解决"的问题,也要学会控制情绪,进行自我调节。如爬爬山、跑跑步、打打球等,转移一下注意力,放松紧绷的神经,以减轻或消除不良的情绪对大脑神经的刺激,防止诱发紧张性痛。家人应为患者创造温馨的家庭环境,使患者保持心情愉快,正确接受和认识疾病,并多给予心理安慰,避免不良情绪刺激。

3. 有效控制高血压

4. 针灸

针灸对紧张性头痛有良好效果。一般取穴为风池、头维、太阳与合谷等,可请中医师进行针灸治疗。

5. 非药物治疗物理疗法

可使紧张性头痛得到改善,采用的治疗方案如下。

1) 训练坐位、站立、睡眠及工作时颈部和头部的正确姿势。

2) 在家中练习改善头部位置和俯卧位练习,加强颈后部肌肉的动作,并在颈后部放置冰袋。

3) 在背和肩部进行中至深部按摩2分钟。

4) 被动伸展斜方肌上部、提肩肌和胸肌5分钟,必要时根据病情被动运动颈前部肌肉。

5) 头痛的自我穴位按摩　前额和眉棱骨痛头痛可按摩印堂穴,偏头痛可按摩外关穴,耳朵上部疼痛可按摩风池穴,太阳穴痛可按摩太阳穴,后头痛可按摩天柱穴或后溪穴,头顶痛可按摩四神聪或百会穴,头颈僵痛可按摩列缺穴。

印堂,在额部,当两眉头之中间(图 15 - 1)。

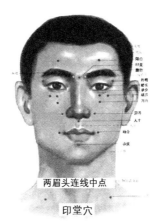

两眉头连线中点

印堂穴

图 15-1 印堂穴

外关,在前臂背侧,当阳池与肘尖的连线上,腕背横纹上 2 寸,尺骨与桡骨之间(图 15-2)。

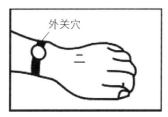

外关穴

图 15-2 外关穴

风池,在项部,当枕骨之下,与风府相平,胸锁乳突肌与斜方肌上端之间的凹陷处(图 15-3)。

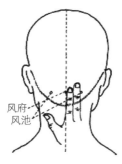

风府
风池

图 15-3 风池穴

太阳,在颞部,当眉梢与目外眦之间,向后约一横指的凹陷处(图 15‑4)。

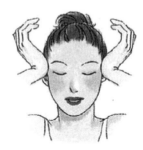

图 15‑4 太阳穴

天柱,后头骨正下方凹处,斜方肌外侧凹处,后发际正中旁开 2 厘米左右(图 15‑5)。

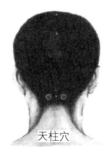

天柱穴

图 15‑5 天柱穴

后溪,微握拳,第 5 指掌关节后尺侧的远侧掌横纹头赤白肉际(图 15‑6)。

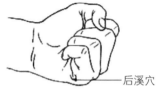

——后溪穴

图 15‑6 后溪穴

四神聪,原名神聪,在百会前、后、左、右各开 1 寸处,因共有

4 穴,故名四神聪(图 15 - 7)。

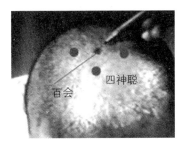

图 15 - 7 四神聪

百会,在头顶正中线与两耳尖连线的交点处(图 15 - 8)。

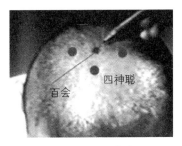

图 15 - 8 百会穴

列缺,前臂部,桡骨茎突上方。腕横纹上 1.5 寸处,两手虎口自然垂直交叉,一手示指按在另一手桡骨茎突上,指尖下凹陷中便是该穴(图 15 - 9)。

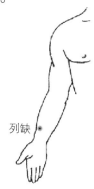

图 15 - 9 列缺穴

沪上中医名家养生保健指南丛书

第十六章
帕金森病

✚【疾病概况】

帕金森病又称震颤麻痹或帕金森症,大多在 60 岁以后发病。主要表现为患者动作缓慢,手脚或身体其他部分震颤,也就是抖动,这种抖动早期可以控制,但到了后期就变得越来越严重,无法控制,并且在紧张时会加重,身体失去柔软性,变得僵硬。最早整体完整描述该病的是英国内科医师詹母·帕金森,当时还不知道该病应归入哪一类疾病,所以称为震颤麻痹。帕金森病是老年人中第 4 位最常见的神经变性疾病,在大于 65 岁的人群当中,大约有 1% 患有此病;在大于 40 岁的人群中,则为 0.4%。本病也可在儿童期或青春期发病。人们对该病进行了细致观察,发现除震颤外,尚有肌肉僵直、写字越写越小等其他症状,但是四肢肌肉的力量并没有受损,认为称麻痹并不合适,所以建议将该病命名为帕金森病。

帕金森病的病因不完全清楚,一般认为主要与年龄老化、遗传和环境等因素有关。脑内一种名为多巴胺的神经递质与帕金森病的发生关系密切,多巴胺减少导致发病。

帕金森病起病缓慢,早期症状并不十分明显,且存在个体差异,一般分以下 4 种情况。

(1) 静止性震颤(俗称手抖)

震颤往往是发病最早期的表现,通常会出现单侧手指(主要是拇指)搓丸样运动,其后会发展为同侧下肢和对侧肢体在静止时出现不自主的有节律颤抖。早期在变换位置或运动时,症状可减轻或停止。震颤会随情绪变化而加剧。

(2) 肌强直

早期多从单侧肢体开始,患者感觉关节僵硬及肌肉发紧。影响面肌时,会出现表情呆板的"面具脸";影响躯干、四肢及髋膝关节时,呈特殊的屈曲姿势。

(3) 运动迟缓

早期患者上肢精细动作变慢,如系鞋带、扣纽扣等动作比以前缓慢许多,甚至无法顺利完成。写字也逐渐变得困难,笔迹弯曲,越写越小,称为"小写症"。

(4) 姿势和步态异常

由于四肢、躯干、颈部肌肉强直,患者站立时呈现特殊屈曲的姿势,头前倾,躯干向腹部屈曲,肘关节屈曲。髋和膝关节略弯曲。行走时起步困难,一旦开步,身体前倾,步伐小而越走越快,不能及时停步,即"慌张步态"。行进中,患侧上肢的协同摆动减少以致消失;转身困难,以致要用连续数个小碎步才可。

此外,患者有时还会合并出现语言减少和声音低沉单调、吞咽困难、流涎、睡眠障碍、抑郁或痴呆等症状。

本病的临床表现与中医学"颤证"、"颤振"、"振掉"、"内风"、"痉病"等病证的描述相似。《素问·至真要大论》"诸风掉眩,皆属于肝"是对本病的早期认识。其中"掉"即含有"震颤"之意。《华氏中藏经·论筋痹第三十七》说:"行步奔急,淫邪伤肝,肝失其气⋯⋯则使人筋急而不能行步舒缓也。"所谓行走奔急,不能舒缓,恰如帕金森病的慌张步态。隋·巢元方撰《诸病源候论》,其在"风四肢拘挛不得屈伸候"、"五指筋挛不能屈伸候"中进一步解释了强直和姿势障碍的病机。唐·孙思邈《备急千金要方》中记载有"金牙酒"治疗"积年八风五痉,举身蝉曳,不得转侧,行步跛蹙,不能收摄"等病,这些特征很像帕金森病所出现的动作迟缓和步态障碍。金元·《儒门事亲》记载一病案:"新寨马叟,年五十九……病大发,则手足颤掉,不能持物,食则令人代哺……"根据病案所载,老年男性,病因不明,如以精神创伤为诱因,慢性进行性震颤伴随意运动障碍和抑郁色彩者,考虑为帕金森病的可能性最大。至明代,对颤证的认识进一步深化,这一时期许多医家对颤证的病名、病因病机、辨证论治等方面均有较系统的论述。张景岳《类经·疾病类(一)》注:"掉,摇也……风主动摇,木之化也,故属于肝。"楼英《医学纲目》提出邪实为患,风、火、痰致病观点。孙一奎尤为杰出,他在《赤水玄珠》中首次把震颤为主要临床表现的疾病统一命名为颤振证,强调颤振不能随意控制,指出:"颤振者,人病手足摇动,如抖擞之状,筋脉约束不住,而莫能任持,风之象也。"还对颤振的发病年龄和预后,也有科学论断,说:"此病壮年鲜有,中年以后乃有之,老年尤多,夫年老阴血不足,少水不能制肾火,极为难治。"迨至清代,张璐《张氏医通》系统总结前人的经验,结合个人临床实践,指出本证主要是风、火、痰、虚为患,同时还对颤证的相应脉象作了详细论述。高鼓峰《医宗己任编·颤振》说:"大抵气血俱虚,不能荣养筋骨,故为之振摇,而不能主持也。"强调气血亏虚是颤证的重要原因,并创造大补气血法治疗颤证,此法沿用至今,仍为治疗颤证的有效方法之一。

✚【养生指导】

帕金森病的养生指导原则:动静有度,适当运动;早期治疗,勿求全效;饮食合理,护理得当;调整心态,保持愉悦。

一、发病前预防

帕金森病是发生于中老年的一种慢性疾病,目前病因不清,预防尚困难。

多喝茶,避免刺激性食物、烟、酒等。虽然有研究说吸烟能防帕金森病,但这一方法不可取。虽然有实验证实吸烟者患帕金森病的概率较低,但是吸烟的危害远远大于这一有益现象。预防帕金森病吸烟不可取,可能喝茶更有效。因为茶中的茶多酚具有抗氧化和保护多巴胺神经元的作用,而多巴胺缺失正是引起帕金森病的"罪魁祸首"。对这种中枢神经系统退化性疾病,目前还没有找到治疗方法。有研究表明,茶多酚可以为多巴胺神经元撑起"保护伞"。

二、发病后养护

1. 药物治疗

(1) 早治疗

发病早期,患者就可以接受合理治疗,绝大多数能够延缓病情的发展,病情相对稳定,生活基本能够自理。

(2) 药物选择

不同年龄的患者药物选择不同。70岁以下的患者,大多选择非多巴胺制剂,如苯海索(安坦)、金刚烷等;70岁以上患者,往往首选多巴胺制剂,常用美多巴制剂。美多巴多从小剂量开始,逐步加量,症状改善即可,切莫贪求最佳疗效,盲目加大药量,以免出现各类并发症。

2. 康复锻炼

(1) 放松和呼吸锻炼

找一个安静地点,放暗灯光,将身体尽可能舒服地仰卧。闭上眼睛,开始深而缓慢地呼吸。腹部在吸气时鼓起,并想象气向上到达了头顶,在呼气时腹部放松,并想象气从头顶顺流而下,经过背部到达脚底,并想象放松全身肌肉。如此反复练习5～15分钟。还可以取坐位,背靠椅背,全身放松,将两手放于胸前做深呼吸。

(2) 面部动作锻炼

1) 皱眉动作　尽量皱眉,然后用力展眉,反复数次。用力睁闭眼鼓腮锻炼:首先用力将腮鼓起,随之尽量将两腮吸入。

2）露齿和吹哨动作　尽量将牙齿露出，继之做吹口哨的动作。

3）对着镜子，让面部表现出微笑、大笑、露齿而笑、撅嘴、吹口哨、鼓腮等。

（3）头颈部锻炼

由于帕金森病患者多为老年人，伴有程度不同的颈椎病，因此在进行下述锻炼时一定要循序渐进，逐步加大动作幅度，运动时动作要缓慢轻柔。①头向后仰，双眼注视天花板约5秒。上下运动：然后头向下，下颌尽量触及胸部。②左右转动：头面部向右转并向右后看大约5秒，然后同样动作向左转。面部反复缓慢地向左右肩部侧转，并试着用下颌触及肩部。③左右摆动：头部缓慢地向左右肩部侧靠，尽量用耳朵去触到肩膀。④前后运动：下颌前伸保持5秒，然后内收5秒。

（4）躯干锻炼

1）侧弯运动　双脚分开与肩同宽，双膝微曲，右上肢向上伸直，掌心向内，躯干向左侧弯，来回数次；然后左侧重复。

2）转体运动　双脚分开，略宽于肩，双上肢屈肘平端于胸前，向右后转体2次，动作要富有弹性；然后反方向重复。

（5）腹肌锻炼

1）平躺在地板上或床上，两膝关节分别屈向胸部，持续数秒；然后双侧同时做这个动作。平躺在地板上或床上，双手抱住双膝，慢慢将头部伸向两膝关节。

2）腰背肌锻炼　俯卧，腹部伸展，腿与骨盆紧贴地板或床，用手臂上撑维持10秒。俯卧，手臂和双腿同时高举离地维持10秒，然后放松。反复多次。

（6）上肢及肩部锻炼

两肩尽量向耳朵方向耸起，然后尽量使两肩下垂。伸直手臂，高举过头并向后保持10秒。双手向下在背后扣住，往后拉5秒。反复多次。手臂置于头顶上，肘关节弯曲，用双手分别抓住对侧的肘部,身体轮换向两侧弯曲。

(7) 手部锻炼

经常伸直掌指关节,展平手掌,可以用一手抓住另一手的手指向手背方向扳压,防止掌指关节畸形。还可以将手心放在桌面上,尽量使手指接触桌面,反复练习手指分开和合并的动作。为防止手指关节的畸形,可反复练习握拳和伸指的动作。

(8) 下肢锻炼

双腿稍分开站立,双膝微屈,向下弯腰,双手尽量触地。左手扶墙,右手抓住右脚向后拉,维持数秒,然后换对侧下肢重复。印度式盘坐:双脚掌相对,将膝部靠向地板,维持并重复。双脚呈"V"形坐下,头先后分别靠向右腿、双脚之间和左腿,每个位置维持5～10秒。

(9) 步态锻炼

步态锻炼时要求患者双眼直视前方,身体直立,起步时足尖要尽量抬高,先足跟着地再足尖着地,跨步要尽量慢而大,两上肢尽量在行走时前后摆动。其关键是脚要抬高和跨步要大。锻炼时最好有其他人在场,可以随时提醒和改正异常的姿势。

(10) 平衡运动锻炼

双足分开25～30厘米,向左右、前后移动重心,并保持平衡。躯干和骨盆左右旋转,并使上肢随之进行大的摆动,对平衡姿势、缓解肌张力有良好的作用。

(11) 语言障碍的训练

1) 舌运动的锻炼 保持舌的灵活是讲话的重要条件,所以要坚持练习以下动作。①舌头重复伸出和缩回;②舌头在两嘴间尽快左右移动;③围绕口唇环行尽快运动舌尖;④尽快准确地说出"拉-拉-拉"、"卡-卡-卡"、"卡-拉-卡",重复数次。

2) 唇和上下颌的锻炼 缓慢地反复做张嘴闭嘴动作;上下唇用力紧闭数秒,再松弛;反复做上下唇撅起,再松弛;尽快地反复做张嘴闭嘴动作,重复数次;尽快说"吗-吗-吗……",休息后

沪上中医名家养生保健指南丛书

再重复。继而可以缓慢而大声地朗读一段报纸或优美的散文，并且进行唱歌练习，唱歌可以锻炼肺活量，有利于改善说话底气不足的感觉，还能预防肺炎的发生。

(12) 帕金森病患者的护理

1) 注意膳食和营养　本病主要见于老年人，胃肠功能多有减退，还可合并胃肠蠕动乏力、痉挛、便秘等症。此外，本病肌张力明显增高，肢体震颤，能量消耗相对增加。首先可根据患者的年龄、活动量给予足够的总能量，膳食中注意满足糖类、蛋白质的充分供应，以植物油为主，少进动物脂肪。适量进食海鲜类，能够提供优质蛋白质和不饱和脂肪酸，有利于防止动脉粥样硬化；多食新鲜蔬菜和水果，能够提供多种维生素，并促进肠蠕动，防治大便秘结。患者出汗多，应注意补充水分。

2) 预防并发症　本病老年患者常有免疫功能低下，对环境适应能力差，宜注意居室的温度、湿度、通风及采光等。根据季节、气候、天气等情况增减衣服，决定室外活动的方式、强度。以上措施均能有效预防感冒。晚期卧床患者要按时翻身，做好皮肤护理，防止尿便污染和压疮发生。请人被动帮助活动肢体，加强肌肉、关节按摩，对防止和延缓骨关节的并发症有意义。结合口腔护理，翻身、叩背，预防吸入性肺炎和坠积性肺炎。翻身时，应注意有无皮肤压伤，并防止皮肤擦伤。

3) 严密观察病情变化，观察药物效果及不良反应　注意左旋多巴应用过程中的"开-关现象"和"剂末现象"，对药物的更换及剂量的调整提供临床依据。

4) 心理护理　心理因素在人体发病与康复中有着重要作用，帕金森病也不例外。通常可以发现患者在情绪紧张、激动或窘迫情况下，肢体震颤加重，而情绪平静时震颤减轻，精神因素可使病情恶化。本病病程很长，进行性加重，对患者精神上产生一定的压力。良好的心理护理对于克服患者的悲观失望、焦急烦恼等消极情绪，树立正确生死观，与疾病作斗争，保持心态平衡很有意义。

　　由于本病的主要症状是震颤、强直、运动减少，故在疾病早期应鼓励患者多活动，尽量继续工作，多吃水果、蔬菜、蜂蜜，防止跌倒，不吸烟、饮酒。晚期卧床不能起床者，应勤翻身，在床上做被动活动，以防并发症。

　　规律的有氧运动包括快走、慢跑、游泳、蹬车、瑜伽等，这些运动能让人心情平和愉悦，运动还能增加血流量，向大脑源源不断供应氧气和葡萄糖，保证脑细胞良好的工作状态。脑力工作者经常过度用脑，就像一根皮筋长期处于紧绷状态，因此需要更多的氧气和葡萄糖以提高用脑效率，运动就显得更为重要了。但是，不同年龄的患者要根据自身的情况选择适合自己的运动，最好询问医师后决定。

第十七章
面 神 经 炎

🞤【疾病概况】

面神经麻痹,俗称面瘫、歪嘴巴,任何年龄都可以发病,以青壮年多见。发病一般比较急,为单纯性的一边面颊肌肉麻木,活动不灵活,患者脸部往往连最基本的抬眉毛、闭眼睛、鼓嘴等动作都无法完成,但是没有半身偏瘫、神志不清等症状。

一、致病原因

引起面神经炎的原因大多是感染嗜神经病毒,通常在受凉或上呼吸道感染后发病,可能是面神经急性病毒感染和水肿所致。

二、临床表现

面瘫的主要表现为一侧面部活动不灵活、麻木,甚至不能动,不能做皱眉、露齿、鼓腮等动作,嘴角向另外一侧(健侧)歪斜,漱口时要漏水,吃饭时食物常常停留于不能活动一侧的牙齿与脸颊之间。患侧额头的纹路和鼻唇沟变浅或消失,眼睛不能完全闭合,迎风流泪。有些患者初起有耳后、耳下及面部疼痛,严重的还可出现发病一侧舌头前 2/3 的味觉减退或消失、听觉过敏、耳郭和外耳道感觉迟钝。如果外耳道和鼓膜出现疱疹等,这是由于带状疱疹病毒感染所致。

三、诊断依据

1. 病史

询问与病原有关的发病过程及病史,还要注意把面部受寒、耳部近旁炎症、耳鸣、听觉过敏作为面瘫的诊断要点之一。

2. 临床表现

1)患病一侧眼睛不能紧闭,闭上时往往留有很大的缝隙,额头的纹路消失或者变浅,鼻唇沟变浅,流泪流涎,口角低垂,面部表情不灵活。

2)患病一侧不能皱额、皱眉、闭目、鼓腮、吹口哨,食物停留一侧口腔内等。

3)部分患者有舌前 2/3 味觉减退、听觉过敏。

3. 鉴别面瘫

(1)其他原因所致周围性面瘫

一般起病缓慢,伴有其他颅神经受累和原发病的特殊其他表现,即还伴有其他临床表现。

(2)中枢性面瘫

可引起对侧面下部瘫痪,面上部不受影响,即眼睛的闭合不受影响,且多伴有肢体偏瘫、失语,即患者有中风的表现。

(3)面神经核性损害

如脑桥部位的肿瘤、脑干脑炎等。除周围性面瘫外,尚伴有展神经麻痹,即眼球不能外展及对侧偏瘫等其他症状。

(4)必要时可做肌电图检查

中医学认为,由于脉络空虚,风寒风热之邪乘虚侵袭面部筋脉,以致气血阻滞,肌肉弛缓不收而成面瘫。中医面瘫有风热和风寒之分,风寒证多有面部受凉因素,如迎风睡眠、电风扇或空调对着一侧面部吹风过久等,一般无外感表证;风热证往往继发于感冒发热、中耳炎、牙龈肿痛之后,伴有耳内、乳突轻微作痛。

面瘫患者通常在起病后 1～2 周内开始恢复,大约 80% 患者在几周或 1～2 个月内基本恢复正常。

✚【养生指导】

面神经炎的养生指导原则:增强体质,保暖抗寒;健康生活,良好习惯;积极治疗,劳逸适度;起居适宜,心情愉悦。

一、发病前预防

1. 增强体质,避免疾病发生

增强营养,平时多食新鲜蔬菜、粗粮、黄豆制品、大枣、瘦肉等,不要长时间使用电脑或看电视,以免抵抗力下降。

2. 保持良好的心情

调查显示,心理因素是引发面神经麻痹的重要因素之一。面神经麻痹发生前,有相当一部分患者存在身体疲劳、睡眠不足、精神紧张及身体不适等情况。所以防止面瘫最好的方法是平时要注意保持良好的心情,保证充足的睡眠,并适当进行体育运动,增强机体免疫力。

3. 其他

适当进行体育锻炼,增强机体免疫力。气候变化时,注意保暖,尤其冬季注意头部保暖,夏季忌贪凉。

二、发病后养护

1. 局部护理

1) 急性期患侧面部用湿热毛巾外敷,水温 50～60℃,每日 3～4 次,每次 15～20 分钟,并于早晚自行按摩患侧,按摩用力应轻柔、适度、持续、稳重、部位准确。患者可对镜进行自我表情动作训练:进行皱眉、闭眼、吹口哨、示齿等运动,每日 2～3 次,每次 3～10 分钟。

2) 由于眼睛闭合不全或不能闭合,眼白长期外露,易导致眼内感染,损害角膜,因此减少用眼动作。在睡觉或外出时应佩戴眼罩或有色眼镜,并用抗生素滴眼,眼膏涂眼,以减少角膜表面的水分蒸发,同时预防感染。

3) 进食后要及时漱口,清除患侧颊齿间的食物残渣。

4) 患者多为突然起病,难免会产生紧张、焦虑、恐惧、烦躁的心情,有的担心面容改变而羞于见人及治疗效果不好而留下后遗症。要根据患者的心理特征,耐心做好解释和安慰疏导工作,缓解其紧张情绪,使患者情绪稳定,身心处于最佳状态接受治疗及护理。

2. 饮食调护

患了面瘫,应及时去医院就诊,早期可以在医师指导下应用激素治疗,以减轻神经根水肿,同时服用抗病毒及营养神经药物。在服药期间,忌辛辣刺激食物,如白酒、大蒜、海鲜、浓茶、麻辣火锅等。可以配合以下的药膳服用。

1) 防风粥　在面瘫早期,特别是受凉后引起,可以食用防风粥。取防风 10～15 克,葱白 10 克,粳米 30～60 克,前两味水煎取汁,去渣,粳米煮粥,待粥将熟时参加药汁,煮成稀粥,温服。

2) 姜糖苏叶茶　紫苏叶 3～6 克,生姜 3 克,红糖 15 克,以滚水浸泡 5～10 分钟。具有疏风散寒,解表的效用。适用于外感风邪引起的诸症。

3) 大枣粥　在恢复期可服用大枣粥以补益气血,帮助疾病恢复。取大枣 30 克,粳米 100 克,冰糖适量,煮至熟烂成粥后服用。

3. 穴位按摩

面神经麻痹患者在面瘫后一周可进行针灸治疗,若害怕针灸,患者可自己进行穴位按摩。主要取以下穴位(图 17 - 1):阳白(前额,眉毛中点上 1 寸),鱼腰(眉毛中点),颧髎(正坐平视,目外眦直下,颧骨下缘凹陷处),下关(颧弓下缘凹陷处,当下颌骨髁状突的前方,闭口取穴),地仓(口角旁 0.4 寸),颊车(上下牙齿咬紧时,在隆起的咬肌高点),牵正(耳垂前方0.5 寸,与耳

沪上中医名家养生保健指南丛书

垂中点相平处),翳风(耳垂后方,下颌角与乳突之间的凹陷中),合谷(在第1、第2掌骨之间,约当第2掌骨桡侧之中点取穴)。

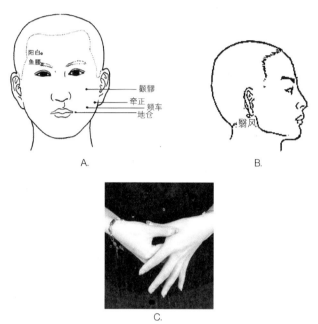

阳白
鱼腰

颧髎
牵正
颊车
地仓

翳风

A.

B.

C.

图 17-1 面神经麻痹按摩穴位示意图

按摩方法:用拇、示指指腹从阳白至鱼腰,颧髎至下关,地仓至颊车来回摩擦,至局部发热。牵正、翳风和合谷穴的按摩方法为:先局部按压,待有酸胀感后,顺时针按柔36次,再逆时针按柔36次。以上穴位按摩每日进行1~2次。

4. 适当休息、保暖

在急性期适当休息,减少光源刺激,如电脑、电视等。注意面部持续保暖,外出时可戴口罩,睡眠时勿靠近窗边,以免再受风寒。注意不能用冷水洗脸,避免直吹冷风,注意天气变化,及时添衣防止感冒。遇到寒冷天气时,需要注意头部保暖。睡觉前用热水泡脚,有条件的话,做些足底按摩。

5. 自我按摩

现介绍沿着肌肉方向按摩的方法。

1) 枕额肌额腹　患者或他人用拇指或示指指腹沿着枕额肌额腹的方向从眉弓向头顶及从头顶向眉弓方向轻轻按摩。按摩时可以轻轻从眉弓处向头顶发际处推拉,或缓慢揉搓。

2) 眼轮匝肌　大部分患者表现为闭眼功能障碍及流泪。主要原因是眼轮匝肌不能有效收缩,将眼轮匝肌从凸出的眼球上方拉下闭合。先让患者闭眼后,再用指腹沿着上下眼睑或眶下缘间的凹陷处按摩。在上、下眼睑上从内向外,再从外向内轻轻推拉,有助于上眼睑功能恢复。这种方法亦有助于闭眼。一般周围性面瘫主要表现为上眼睑闭合障碍。重度病变型面瘫,可以出现下眼睑上提障碍。个别患者出现下眼睑轻度外翻,主要由于面瘫后下眼睑松弛所致。亦可采用上述手指推拉的方法治疗。嘱患者闭眼,用拇指及示指指腹分别沿着下眼睑皮肤从内向外,再从外向内轻轻推拉。个别患者在面部表情肌大部分恢复后,遗留上眼睑闭合不全,采用此方法按摩治疗,可避免或减轻恢复后的眼睑挛缩。

3) 提上唇肌　提上唇肌又称上唇方肌,起源于眶下孔上方、眶下缘的上颌部,此处位于眼轮匝肌的深部。提上唇肌的一部分肌纤维向下进入上唇外侧皮肤,其他纤维与口轮匝肌纤维交织。因此,按摩时应在患侧的上口轮匝肌向鼻翼旁及颧部按摩,然后沿着鼻唇沟或口角上向颧部按摩。用拇指或示指和中指指腹按揉颧部或沿着肌肉方向推拉按摩治疗。

4) 颧肌　颧肌分为颧大、小肌,起于颧骨止于口角。主要上提及向外拉口角,可沿着肌纤维,由口角旁向颧骨方向推拉或按揉。

5) 口轮匝肌　用示指及拇指指腹沿着患侧口角向人中沟方向,然后沿着人中沟向口角方向按摩。下口轮匝肌:用示指及拇指指腹沿着患侧口角向中心方向,然后再向患侧口角方向

沪上中医名家养生保健指南丛书

按摩。

6）下唇方肌　用拇指指腹从口角下方向内侧及向下轻轻按摩、推拉,有助于下唇方肌、颏肌、三角肌功能的恢复。

6. 表情肌康复训练

患侧面部表情肌出现运动后,进行有效的表情肌康复训练可明显提高疗效。面瘫时主要累及的表情肌为枕额肌额腹、眼轮匝肌、提上唇肌、颧肌、提口角肌、口轮匝肌和下唇方肌。进行这些主要肌肉的功能训练,可促进整个面部表情肌运动功能恢复正常。在训练时应根据患者的不同症状选择下述治疗方法,每日训练 2～3 次,每个动作训练 10～20 次。具体训练方法如下。

1）抬眉训练　抬眉动作的完成主要依靠枕额肌额腹的运动。在轻、中度面瘫中,枕额肌额腹的运动功能最容易恢复。可让患者上提健侧与患侧的眉目,有助于抬眉运动功能的恢复。

2）闭眼训练　闭眼主要依靠眼轮匝肌的运动收缩完成。训练闭眼时,嘱患者开始时轻轻闭眼,两眼同时闭合 10～20 次,如不能完全闭合眼睛,眼白露出时可用示指的指腹沿着眶下缘轻轻按摩一下,然后再用力闭眼 10 次,有助于眼睛闭合功能的恢复。

3）耸鼻训练　耸鼻主要靠提上唇肌及压鼻肌的运动收缩来完成。耸鼻训练可促进压鼻肌、提上唇肌的运动功能恢复。有少数患者不会耸鼻运动,在训练时应注意往鼻子方向用力。

4）示齿训练　示齿动作主要靠颧大、小肌,提口角肌及笑肌的收缩来完成。而这 4 块肌肉的运动功能障碍是引起口角歪斜的主要原因。让患者口角向两侧同时运动,避免只向一侧用力练成一种习惯性口角偏斜运动。

5）努嘴训练　努嘴主要靠口轮匝肌收缩来完成。进行努嘴训练时,用力收缩口唇并向前努嘴,努嘴时要用力。口轮匝肌恢复后,患者能够鼓腮、刷牙漏水或进食流口水的症状随之消失。训练努嘴时同时训练了提上唇肌、下唇方肌及颏肌的运动功能。

6) 鼓腮训练 鼓腮训练有助于口轮匝肌及颊肌运动功能的恢复。鼓腮漏气时,用手上下捏住发病一侧口角进行鼓腮训练。患者能够进行鼓腮运动,说明口轮匝肌及颊肌的运动功能可恢复正常,刷牙漏水、流口水及食滞症状消失。此方法有助于防治上唇方肌挛缩。

第十八章
周围神经病

✚ 【疾病概况】

周围神经疾病是指原发于周围运动、感觉和自主神经的结构或者功能障碍。周围神经包括除嗅、视神经以外的 10 对颅神经与脊神经。周围神经由胞体与突出组成，胞体只有 1 个，胞体的突出分为树突与轴突。整体看就像一只拖着数条长短不一长尾的小球。

周围神经病损分为神经痛和神经疾患两大类。常见的周围神经病损有：三叉神经痛、面神经炎、急性感染性多发性神经根神经炎、臂丛神经损伤、尺神经损伤、桡神经损伤、正中神经损伤、胫神经损伤、腓总神经损伤、股外侧皮神经炎、坐骨神经痛、肋间神经痛、各类代谢性周围神经病、遗传性周围神经病及中毒性周围神经病等。

一、周围神经病损的病因

神经痛是指受损的感觉神经分布区发生剧痛，而神经传导功能以及神经递质无明显变化，如三叉神经痛。

神经疾患泛指周围神经的某些部位由于炎症、中毒、缺血、营养缺乏、代谢障碍、外伤等引起的一组疾病和损伤，属于炎症性质者习惯上称为神经炎。

二、周围神经病损的四大症状

1. 运动障碍

弛缓性瘫痪(软瘫)、肌张力降低、肌肉萎缩。

2. 感觉障碍

局部麻木、灼痛、刺痛、感觉过敏、实体感缺失(如物体的形状、质地、温度)等。

3. 反射障碍

腱反射(如肱二头肌反射、肱三头肌反射、膝反射、踝反射)减弱或消失。

4. 自主神经功能障碍

局部皮肤光润,发红或发绀,无汗、少汗或多汗,指(趾)甲粗糙脆裂等。

周围神经损伤后,常出现水肿、挛缩等并发症,应注意预防。周围神经病损的检查方法:周围神经病损后,必须仔细而全面采集病史,进行全身体格检查,作出功能评定,以了解周围神经病损的程度,作预后判断,确定康复挽救目标,制订门诊康复计划。

三、几种常见周围神经病的临床表现

1. 三叉神经痛

发生在面部的剧烈疼痛。痛如放电、刀割样的疼痛症状,常人难以忍受。疼痛部位由上至下,分别为额部、眼部、下颚角沿线。发病率高,年龄多在 40 岁以后,女性多于男性。说话、刷牙或微风拂面时都会导致阵痛,阵发性时剧烈疼痛。历时数秒或数分钟,疼痛呈周期性发作,发作间歇期同正常人一样。患者常因此不敢擦脸、进食,甚至连口水也不敢下咽,从而影响正常的生活和工作。因此,此痛被人称为"天下第一痛"。

2. 急性感染性多发性神经根神经炎

突然出现剧烈的神经根疼痛(以颈、肩、腰和下肢为多),急性进行性对称性肢体软瘫,自我感觉异常,腱反射减弱或消失为主要表现。四肢和躯体肌肉瘫是本病的最主要症状。一般从下肢开始,逐渐波及躯干肌肉、双上肢和颅神经,可从一侧到另一侧。通常在1~2周内病情发展至高峰。瘫痪一般近端较远端重,肌张力低下。如呼吸、吞咽和发声受累时,可引起自主呼吸麻痹、吞咽和发声困难而危及生命。半数患者有颅神经损害,出现吞咽困难、喝水呛,及一侧或两侧面部瘫痪的症状。

3. 尺神经损伤

出现手前臂的小指侧、小指全部、无名指尺侧感觉均消失,手指无法做向内收、向外展的动作。手的握力减少约50%,并失去手的灵活性。

4. 糖尿病周围神经病

糖尿病性周围神经病是糖尿病最常见的慢性并发症之一。糖尿病发病后5年内四肢指(趾)端感觉神经病的发病率为4%,20年后为20%。本病多为隐匿起病,发自肢体深部的钝痛、刺痛或烧灼样痛,夜间尤甚。双下肢有袜套样的感觉减退或缺失,跟腱和膝腱反射减退或消失。双足皮肤干燥皲裂,足趾、足跟和踝关节等处出现经久不愈的皮肤溃疡。

中医学将肢体无力、麻木、疼痛归属不同病症。肢体萎软无力属"痿病",肢体麻木、疼痛属"痹病"。人体有十四经脉、十五络脉和无数孙脉和浮络。经络运行气血,内连脏腑,外连肢体骨节,运行气血至全身。经脉受损,气血运行不畅,脏腑、肌肉、骨节失去供养,可以出现肌肉萎缩、枯细、麻木、疼痛,甚至身体手足不能活动。

✚【养生指导】

周围神经病的养生指导原则:早期发现,早期治疗;合理用药,避免过量、过度用药;劳逸适度,适当运动;调整心态,保持愉悦。

一、发病前预防

周围神经病没有特别有效的预防措施,早发现、早治疗是本病防治的关键。

二、发病后养护

治疗目的在于消除或减轻疼痛,预防与解除肌肉肌腱挛缩、关节僵硬,防止肌肉萎缩,增强肌力,恢复运动与感觉功能,最终恢复生活、工作能力。

1. 神经痛的治疗

对症治疗——止痛。首选卡马西平口服,开始每日 2 次,每次 0.1 克,以后可每日增加 0.1 克,直至疼痛缓解、停止。再逐渐减量,找出最小止痛剂量可以维持用药。最大剂量每日不超过 0.6～0.8 克,如果最大剂量使用,72 小时仍然无法止痛,就不必再使用,可以另外选择其他药物。

2. 神经损伤的治疗

(1) 对因治疗

遗传性周围神经病,无药物治疗;感染性周围神经病,抗感染为主(抗病毒、支原体、寄生虫等);免疫介导的周围神经病,使用免疫抑制剂治疗(激素、静脉用免疫球蛋白);代谢性疾病合并周围神经病,以治疗基础疾病为主(糖尿病性控制血糖,肾功能不全者改善电解质紊乱、纠正酸中毒,甲状腺功能低下者补充甲状腺素等);毒物损伤导致周围神经病,以祛毒为主。

(2) 神经营养

B 族维生素药物。呋喃硫胺每次 50 毫克,每日 3 次;甲钴胺每次 20 毫克,每日 2 次;地巴唑每次 10 毫克,每日 3 次。

3. 中医治疗

(1) 药物治疗

1) 寒湿侵袭,气血瘀阻 往往表现手或足麻木、疼痛、对称性肢体远端感觉减退,甚至四肢无力,纳呆便溏,舌淡苔薄,脉濡。予散寒除湿,理气活血治疗。药用川芎、茯苓、赤芍、防风、当归、细辛、鸡血藤等。

2)湿热浸淫　表现肢体远端麻木不仁、无力,手足肿胀,腹胀便溏,小便热痛,舌红,脉沉、数。予清热利湿,活血通络治疗。药用苍术、黄柏、川牛膝、生薏苡仁、丹参、茯苓等。

3)营卫亏虚　表现四肢无力,麻木不仁,心悸气短,头晕眼花,舌淡苔薄,脉细。予益气养血治疗。药用生黄芪、当归、党参、川芎、白术、茯苓、熟地、赤芍、天麻等。

4)瘀血凝滞　表现指端疼痛,不能入睡,肢体麻木不仁,皮肤色暗或见瘀斑,苔薄,脉紧涩。予活血通络治疗。药用当归、桃仁、络石藤、姜黄、红花、川芎、怀牛膝、五灵脂、没药等。

5)血虚筋脉失养　表现手足麻木,如蚁爬行,刺痛,肢体无力,皮肤苍白、发凉,苔薄白或黄,脉弦。予养血祛风通络治疗。药用熟地、当归、川芎、赤芍、防风、威灵仙、桑枝、鸡血藤等。

(2)针灸

取穴:脾俞、曲池、合谷、外关、足三里、解溪、承山等。

4. 并发症治疗

(1)水肿

可用抬高患肢,弹力绷带压迫,患肢按摩与被动运动,热敷、温水浴、蜡浴、红外线、电光浴以及超短波、短波或微波等方法来改善局部血液循环、促进组织水肿或积液的吸收。

(2)挛缩

预防极为重要。除采用预防水肿的方法外,还应将受累肢体及关节保持在功能位置上,可使用三角巾、夹板、石膏托或其他支具固定或支托,并注意避免对感觉丧失部位的压迫,以免引起新的损伤。

(3)继发性外伤

一旦发生创伤,由于创口常有营养障碍,治疗比较难。对丧失感觉的部位经常保持清洁,并进行保护。对创口可采用超短波、微波、紫外线、激光等方法进行治疗,以促进创口愈合,促进神经再生。

早期应用理疗有利于受损神经的再生,同时可应用促神经再生药物。

5. 保持肌肉质量

可采用电针、电刺激疗法以及按摩、被动运动、传递神经冲动等方法,以防止、延缓、减轻失神经肌肉萎缩,保持肌肉质量。当肌肉有极微弱收缩时,可以采用电生物反馈法帮助康复肌力。每日多次锻炼关节,可以预防关节僵硬、挛缩,肌肉失去平衡而引起的畸形。

6. 增强肌力,促进运动功能的恢复

一旦受累肌的肌电图检查出现较多的动作电位时,就应立即开始增强肌力训练,以促进运动功能的恢复。当肌力为Ⅰ级时,使用辅助运动。肌力为Ⅱ～Ⅲ级时,使用范围较大的辅助运动、主动运动及器械运动,但应注意运动量不宜过大,以免肌肉疲劳。随着肌力的增强,应减少辅助力量。肌力为Ⅲ～Ⅳ级时,可进行抗阻力训练,以争取肌力的最大康复。在进行肌力训练时,应注意结合功能性活动和日常生活活动性训练,如上肢训练洗脸、梳头、穿衣、伸手取物等,下肢训练踏车、踢球动作等。

7. 促进感觉功能的恢复

(1) 除去敏感

可以采用按摩敏感区,每次约 10 分钟;对实体缺失感者,当指尖感觉有所恢复时,可以在布袋中放入日常用的物品(如手表、钥匙等)或质地不同的布料卷成不同的圆柱体,用患手探拿以训练实体感觉。

(2) 感觉再教育

用轻拍、轻擦、叩击、冲洗患肢,用患手触摸各种图案、推挤布袋中的物品等方法对感觉进行训练。

8. 解除心理障碍

周围神经病损患者,往往伴有心理问题。可采用医学宣教、心理咨询、集体治疗、患者示范、作业治疗等方式来消除或减轻患者的心理障碍,使其发挥主观能动性,积极进行康复治疗。

9. 饮食调配

周围神经病患者饮食遵循的原则如下。

(1) 基本营养的供给,保证身体健康

老年合并基础疾病患者的饮食要考虑基础病的特殊需求,高血压患者低盐、糖尿病患者每日能量总控下合理分配三餐饮食量,高脂血症患者低脂饮食,肾功能不全患者低盐优质蛋白饮食。

(2) 营养素平衡

忌食油煎食物,胀气及强烈调味品需要限制。消化不良者,主食应软、烂、易于咀嚼消化。吞咽困难者,可以留置鼻饲管,定时通过留置管进食流质。

(3) 多喝水,多吃水果、蔬菜

患者应多摄取水分,并避免咖啡、汽水、香烟等刺激物。多吃水果、蔬菜、核果、种子、谷类等有益食物。多吃燕麦,经常食用燕麦可以改善神经的总体状况。切碎的燕麦草在温水中冲泡2分钟并过滤后的液体,每日喝 1～4 克。

(4) 补充营养素

1) 卵磷脂 用量依产品标示,用餐时服用,可以保护及修补神经。

2) 复合维生素及矿物质 含维生素 A 和维生素 B_1,神经炎患者常缺乏维生素 B_1。因此,补充上述维生素有助于预防该病的发生和发展。

3) 维生素 B 族 神经痛患者常缺乏维生素 B 族。每日 100 毫克以上,用注射液最佳。

4) 维生素 E 用 400 毫克维生素 E,每日 2 次。

5）钙剂　每日 2 000 毫克,协助神经冲动传导。

6）蛋白质(含各种单一氨基酸)　用量依照产品指示。可以修补神经及维持神经功能。

(5) 常用药膳

1）大麦薏米粥　大麦(去皮)60 克,薏苡仁 30 克,土茯苓 10 克。土茯苓煎水取汁,与大麦、薏苡仁加水煮粥。分 2 次服。本方以大麦健脾利湿,薏苡仁清热利湿、健脾,土茯苓除湿、利关节。

2）赤豆苡仁汤　赤小豆 30 克,薏苡仁 50 克,土茯苓 15 克,桑枝 25 克。赤小豆、薏苡仁捣烂加水煮汤,土茯苓、桑枝煎水取汁,加入汤中,以蜂蜜调味。分 2～3 次吃。本方健脾利湿,祛风通络。

3）黑芝麻丸　黑芝麻 250 克,野黑豆 100 克。黑芝麻、野黑豆蒸 3 次后晒干,炒熟研细,用炼蜜或枣泥为丸。每次 20～25 克,黄酒送下。本方补肝养血,健脾除湿。

10. 其他

对保守治疗无效而又适合或需要手术治疗的周围神经损伤患者,应及时进行手术治疗。对受累肢体功能不能完全恢复或完全不能恢复,应视具体情况分别给其设计、配制辅助器具,进行代偿功能训练。

沪上中医名家养生保健指南丛书

第十九章
重症肌无力

➕【疾病概况】

重症肌无力是自身抗体所致的免疫性疾病,为神经肌肉接头处传递障碍而引起的慢性疾病。人体内因多种因素产生了一种名为乙酰胆碱受体抗体的物质,占据神经与肌肉接头处的位置,好似鸠占鹊巢,从而致病。临床表现为受累横纹肌异常疲乏无力,极易疲劳,不能随意运动,经休息或服用抗胆碱酯酶药物治疗后症状暂时减轻或消失。

本病具有缓解与复发的倾向,可发生于任何年龄,但多发于儿童及青少年,女性比男性多见,晚年发病者又以男性为多。有眼睑下垂、复视、斜视,表情肌和咀嚼肌无力,表情淡漠,不能鼓腮吹气,语言不利,伸舌不灵,进食困难,饮食呛咳和四肢肌无力等不同的临床表现。

重症肌无力是神经肌肉接头处传递障碍的慢性疾病,乙酰胆碱受体抗体是导致其发病的主要自身抗体,主要是体内产生的乙酰胆碱受体抗体与乙酰胆碱受体结合,使神经肌肉接头传递阻滞,导致眼肌、吞咽肌、呼吸肌以及四肢骨骼肌无力,也就是说支配肌肉收缩的神经在多种病因影响下,不能将信号指令正常传递到肌肉,使肌肉丧失收缩功能,出现受影响肌肉部位的发病。

中医学根据该病的临床表现,归属不同病证,如眼睑无力下垂为主则属于中医学"睑废"或"胞垂"；看物重影则属"视歧"；抬头无力则属"头倾"；四肢萎软无力则属"痿证"；呼吸困难、肌无力危象则属"大气下陷"等范畴。

➕【养生指导】

重症肌无力的养生指导原则：①病前预防。健全体魄，合理饮食；劳逸适度，适当运动。②病后养护。调整心态，保持愉悦；合理使用药物，不偏听偏信，延误治疗。

一、发病前预防

重症肌无力是自身抗体所致的免疫性疾病，往往由于精神创伤、全身各种感染、过度劳累、内分泌失调、免疫功能紊乱、妇女月经期等多种因素而复发或加重病情。因此，一定要注意精神调养，保持思想上安定清净，不贪欲妄想，使真气和顺，精神内守。

过度悲伤、生气、感冒、急性支气管炎、妊娠或分娩等都可加重肌无力症状。某些抗生素，如粘菌素、链霉素、卡那霉素等药物均有加重肌无力之作用，应当注意。

1. 饮食合理，切勿偏嗜

合理的饮食和充足的营养是保证人体生长发育的必要条件。缺少营养，影响气血生化，则导致体质虚弱；相反，饮食过量又可损伤脾胃，日久导致体质下降，因此，肌无力患者在饮食上要荤素搭配，粗粮细粮搭配，儿童一定要纠正不良饮食习惯，这样才能使患者体质增强，正气旺盛，使本病尽快康复。

2. 劳逸结合，起居有常

肌无力的发病与过度劳累有很大关系，患者往往因劳累过度、用眼过度、日夜操劳，或因奔波而起居失常、耗伤气血、体质下降、外邪乘虚而入导致本病发生和发展。因此，患者在恢复过程中，一定要起居有常，劳逸结合，只有这样才能配合药物治疗，

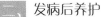

逐步增加体质,早日恢复健康。

二 发病后养护

1. 西医

重症肌无力治疗包括改善症状的胆碱酯酶抑制剂,糖皮质激素(简称激素)、硫唑嘌呤、环孢素,他克莫司(FK506)等免疫抑制剂,用于难治性重症肌无力的环磷酰胺(CTX)、利妥昔单抗,以及用于肌无力危象抢救的血浆置换(PE)和静脉大剂量免疫球蛋白(IVIg)等药物治疗及胸腺切除术。

(1)胆碱酯酶抑制剂

胆碱酯酶抑制剂是重症肌无力的一线治疗药物,口服该类药物可增加神经肌肉接头突触间隙乙酰胆碱数量。胆碱酯酶抑制剂不影响疾病进程。仅极少数情况下可使重症肌无力症状得到持续、完全的缓解,如非进展性轻型和单纯眼肌型患者单用该药即足以缓解症状。其中最常用药物为溴吡斯的明。一般成年人起始剂量为 15~30 毫克/4~6 小时。逐渐增至最佳有效剂量。延髓肌麻痹患者可在餐前 30~60 分钟服用该药。溴吡斯的明每日总量超过 450 毫克时可因神经肌肉传递去极化阻滞而导致肌无力加重,而肾衰竭患者低于此剂量时即可导致肌无力加重。此类药物过量时,常出现如唾液分泌过多、心动过缓、多汗、流泪、瞳孔缩小等毒蕈碱样症状。

(2)免疫治疗

1)短期免疫治疗 血浆置换治疗和大剂量免疫球蛋白常用于重症肌无力加重期及迅速改善症状的短期治疗。血浆置换可降低外周循环中抗乙酰胆碱受体抗体水平,促进与肌肉神经接头结合的抗体解离。可于数日内改善大部分重症肌无力患者(包括严重重症肌无力患者)的症状,但作用仅持续数周。一般进行一次血浆置换液用量为 1~2 倍血浆容量,隔日 1 次,总次数达 4~6 次。血浆置换的常见不良反应包括低血压、柠檬酸盐所致低钙性感觉异常、静脉穿刺相关的感染和血栓等并发症。反复血浆置换治疗还可使外周血中凝血因子减少导致出血倾向。以固定乙酰胆碱受体为吸附剂的免疫吸附柱也可去除抗乙酰胆碱受体抗体，该技术有可能成为一种安全有效的替代血浆置换的方法。

免疫球蛋白广泛用于重症肌无力症状加重或恶化的患者，丙种球蛋白剂量为每日每千克体重1～2克，连用2～5日。随机对照试验结果显示，丙种球蛋白疗效与血浆置换类似，且1克/千克与2克/千克两种剂量疗效相同。目前丙种球蛋白作用机制尚不清楚，可能与自身抗体竞争Fc受体的结合位点有关。该治疗的缺点为需输注大量高黏滞性液体，且费用较高。

2）激素治疗 激素是第1个用于治疗重症肌无力的免疫抑制药物，目前仍是最常用的疗法。通常用于单用胆碱酯酶抑制剂不能充分改善症状的患者。研究表明，多数患者在接受不同剂量激素治疗后症状明显改善或缓解。约1/3患者在泼尼松治疗初始的7～10日内会出现一过性症状加重并持续数日。一旦症状改善，则很少再发生激素诱导性加重现象。而且激素可能延迟或减少眼肌型重症肌无力向全身型重症肌无力的进展。通常轻型重症肌无力患者需服用胆碱酯酶抑制剂辅助治疗。咽肌或呼吸肌受累者，可于泼尼松治疗前接受血浆置换或丙种球蛋白治疗以阻断或减缓加重期进展，并使药物快速起效。一般开始时给予大剂量冲击疗法：按体重予泼尼松每日0.75～1.0毫克/千克，之后逐渐减量或低剂量维持数年。

激素疗法还可选用小剂量递增法，即泼尼松起始剂量为隔日10～25毫克，逐渐增至隔日60～100毫克，达到最大疗效后再逐渐减量。对于眼肌型重症肌无力患者，可给予泼尼松每日20毫克，每3日增加5～10毫克，直至症状改善，其平均用量为每日20～40毫克。因激素治疗需长期用药，故须警惕其不良反应。激素常见不良反应及并发症有水钠潴留、肥胖、钾丢失、高血压、糖耐量异常、骨质疏松、精神病、焦虑、白内障、青光眼,以及生长抑制等。

3)非激素类免疫抑制剂

硫唑嘌呤:此药物可干扰 T、B 细胞增殖,可单用或作为激素减量的替代药物。一般起始剂量为每日 50 毫克,每周增加 50 毫克渐增至每日 2~3 毫克/千克。与泼尼松联合应用时,可提高其疗效及耐受性。回顾性研究表明,硫唑嘌呤对 70%~90% 的重症肌无力患者有效。但可能会起效较慢。在使用 12 个月时才起效。15%~20% 的重症肌无力患者在接受硫唑嘌呤治疗 10~14 日内会出现流行性感冒样特异性反应,此时应停药。硫唑嘌呤常见不良反应为肝毒性和白细胞减少,早期发现并及时停药或减量可避免。硫唑嘌呤治疗前和治疗早期即出现明显的硫唑嘌呤相关性白细胞减少症者,应进行硫代嘌呤甲基转移酶水平测定。长期使用硫唑嘌呤可能会增加某些实体癌、皮肤癌和血液相关癌的风险,该风险可能与剂量和疗程相关,故应注意选用最小有效维持剂量。

环孢素:推荐起始剂量为每日 4~6 毫克/千克。分 2 次使用,维持量 3~4 毫克/千克。环孢素主要适用于硫唑嘌呤不能耐受的患者,常见不良反应包括多毛症、震颤、牙龈增生、贫血、高血压和肾毒性。高血压和肾毒性限制其应用。

他克莫司(FK506):其作用机制与环孢素类似,剂量为每日 3~5 毫克。适用于对硫唑嘌呤、环孢素不能耐受或无反应的重症肌无力患者的激素减量用。

其他:对于少数难治性重症肌无力患者或不能耐受激素与上述 1 种或多种免疫抑制剂联合治疗的不良反应者,可以考虑应用环磷酰胺和利妥昔单抗治疗。

环磷酰胺主要通过削弱机体的免疫系统起效。据报道,对难治性重症肌无力患者,一次经静脉给予大剂量环磷酰胺 50 毫克/千克,连用 4 日。辅以粒细胞集落刺激因子刺激造血以避免严重骨髓抑制,其治疗反应明显且持续数年无复发。该药常见不良反应包括骨髓抑制、出血性膀胱炎、感染和恶性变风险增加等。

利妥昔单抗用于重症肌无力治疗的剂量为2 000毫克,分2次静脉注射,间隔14日。

(3) 胸腺切除

胸腺切除最初用于治疗重症肌无力仅基于患者胸腺切除后症状改善的实验性观察。目前其唯一绝对适应证是胸腺瘤。一项大型荟萃分析结果显示,胸腺切除治疗重症肌无力有效,故目前医学专家多倾向于,抗乙酰胆碱受体抗体阳性且发病年龄小于50岁的全身型重症肌无力患者选择胸腺切除治疗。也有人推荐对抗乙酰胆碱受体抗体阴性患者行胸腺切除,目前已有70岁左右的非胸腺瘤型重症肌无力患者接受胸腺切除的报道。

(4) 特殊情况的治疗

1) 肌无力危象　肌无力危象是重症肌无力患者最常见临床危象,需予气管插管呼吸器辅助通气或气道保护治疗,其插管治疗指征有呼吸肌疲劳、呼吸急促和潮气量下降、低氧血症、高碳酸血症及处理分泌物困难等。

2) 肌无力复发　重症肌无力经过干预后的缓解状态有完全稳定缓解、药物维持缓解、临床症状最轻3种情况。若重症肌无力相关症状再次出现或最轻临床症状加重,则提示重症肌无力复发,应重新开始最小有效剂量治疗,或大量或中等剂量泼尼松,或增加、改换免疫抑制剂治疗。症状严重时,可选用血浆置换或免疫球蛋白治疗。

2. 中医

眼睑下垂、复视、斜视,表情肌和咀嚼肌无力,不能鼓腮吹气,语言不利,伸舌不灵,进食困难,饮食呛咳,四肢无力,晨轻暮重,反复迁延,多为肺、脾、肾三脏功能减退,气血生化不足,肌肉筋脉失养所致。采用以健脾益气、补益气血、滋补肝肾、温阳补肾为基本治疗方法,辅以祛瘀活血、舒筋活络等疗法,选用黄芪、人参、白术、当归、柴胡、升麻、枸杞子、附子、仙灵脾、仙茅等通过内服、外用,以及循经药浴、按摩、针灸等综合疗法治疗。

(1) 预防

1) 振奋精神,保持情志舒畅 精神情志活动与人体的生理变化有密切关系,情志舒畅,精神愉快,则气机畅通,气血调和,脏腑功能协调,正气旺盛,不易发生疾病,即使疾病发生,也能很快恢复;相反,若情志不畅,精神抑郁,则可使气机逆乱,阴阳气血失调,脏腑功能失常,正气减弱,从而发生疾病。临床上本病的发生往往与患者长期精神紧张或过分思虑、悲伤等情志变化有关,如果在恢复期间,患者情志波动常可引起病情发展或恶化。因此,患者在治疗及恢复过程中,一定要注意精神调养,保持思想安定清净,不贪欲妄想,使真气和顺,精神内守,只有这样才能使本病早日康复。

2) 饮食合理,切勿偏嗜 合理的饮食和充足的营养是保证人体生长发育的必要条件。"五味入口,藏于胃,以养五藏气"。肌无力患者在饮食上要荤素搭配,粗细搭配,儿童一定要纠正不良饮食习惯,使患者体质增强,正气旺盛,使本病尽快康复。

3) 劳逸结合,起居有常 肌无力的发病与过度劳累有很大关系,患者在恢复过程中,一定要起居有常,劳逸结合,只有这样才能配合药物治疗,逐步增强体质,早日恢复健康。

(2) 心理护理

保持愉快心境,消除悲观、恐惧、抑郁、急躁等不良精神伤害,建立必胜的信心、坚强的意志和乐观的情绪,对提高疗效、促进康复至关重要。重症肌无力的心理调护可采取以下方法。

1) 以情制情法 是指医师用言行、事物为手段,激起病者某种情志变化,以达到控制其病态情绪、促进身心康复的方法。如对神情抑郁低沉的患者,喜笑调护法颇为适合。可采取讲故事、说笑话、听相声、看滑稽戏剧表演等,使患者喜笑一番,心境快乐；甚或采取冲喜的方法，举办喜事，给患者带来喜悦的心情；或通过与患者谈心，用关心、体贴或用大量事例，开导患者，让其看到希望之光，转忧为喜，鼓足生活的勇气，从而促使病情早日改善，身体康复。

2) 文娱怡神法　是指医师指导患者或自行运用传统文娱方式，达到畅怡神情，活动关节，舒筋活血，神形共养为目的的一种方法。如各种游戏、舞蹈、弈棋、钓鱼、书画、玩具以及音乐等，都是文娱怡神的方法。患者可根据其不同的症情和神情，以及各自兴趣爱好，分别选用相应的文娱项目。小儿具有新奇好动的心理特点，故宜于选用新奇玩具，同时配合智力游戏活动，如垒积木、开游乐汽车、骑木马、捉小鸡等。

3) 环境爽神法　是指选择环境优美、风物宜人之处，以陶冶性情，爽神养心，促使康复的方法。具体环境可选择幽静的森林、清澈的泉水、壮丽的高山、充足的阳光、清新的空气、宜人的香花，或天然岩洞、人工石窟等。居室宜通风透光、清静宽敞，色彩布置宜根据心情和病证而定，以爽心悦目为佳。

(3) 饮食调理

重症肌无力患者饮食结构配合不同的患病阶段作出膳食调养分级，如无发热症状、咀嚼能力正常、消化功能正常者，采用普通饭，可以定出标准每日能量及均衡饮食比例。对于病情重，影响到消化功能和咀嚼能力的，肌无力0～2级或大手术后（如胸腺切除）或拒食等类型的患者，分别给予软饭、半流质、流质及管饲流质饮食。对于偏于面色白、流口水、四肢不温、腰酸软无力脾肾虚的肌无力患者，可用一些黑芝麻红糖粥、肉桂鸡肝粥、牛骨髓等服用。对于头晕耳鸣、咽干、胁痛、腰膝酸软、五心烦热、颧红盗汗、舌红少苔、小便少、浑身软弱无力、肌肉萎缩的患者，可用枸杞水、杜仲猪腰煲、黑枣等加强强身之功。对于气短懒言、乏力、自汗、心悸、失眠、面色苍白或萎缩、口唇舌色淡、肢体麻木不仁的气血不足型肌无力患者，可用归芪羊肉汤、饴糖膏、蜂乳等。对于脾胃亏虚、肢体痿软无力、肌肉萎缩,或有肌肉瞤动、眼睑下垂、少气懒言、语言低弱、咀嚼无力、口张流涎、食少、便溏、面色淡白无华或口黄、舌淡、舌边有齿痕患者,可长期服用银鱼汤、藕粉、莲子糯米羹等。不论治疗期或康复期,均可配合以膳食调养,达到最佳治疗目的。

(4) 日常生活注意事项

1) 起居有常,劳逸结合。

2) 饮食调节 重症肌无力病机与气虚关系密切,故调节饮食更为重要,不能过饥或过饱,同时各种营养调配要适当,不能偏食。

下列食物食用后使本病加重,应避免食用,如萝卜、芥菜、绿豆、海带、紫菜、剑花、西洋菜、黄花菜、西瓜、苦瓜、冬瓜、白菜、豆浆、豆奶、冷饮等,特别是萝卜和芥菜最为关键。

重症肌无力患者脾胃虚损,宜多食甘温补益之品,能起到补益、和中、缓急的作用,常用补益食物如下。

肉类:牛肉、猪肉、狗肉、兔肉、鸡肉等。鱼类、鸡蛋、牛奶都是重症肌无力患者日常膳食中重要的食品。

蔬菜:菜心、韭菜、生姜、莲藕、番茄、土豆、栗子、核桃仁、花生等。

水果:苹果、橙子、柚子、葡萄、杨梅、石榴、桃子、枇杷果、桂圆等。

3) 避风寒、防感冒 感冒后可选用青霉素、头孢类抗生素静脉点滴或口服阿莫西林、头孢氨苄、头孢羟氨苄等,退热药可选用柴胡针剂肌内注射。

4) 情绪调节及季节变化对本病的影响 重症肌无力患者在心情不佳及冬春寒冷季节病情往往会加重。患者必须保持心情舒畅,提高战胜疾病的信心,在冬春季节注意防寒保暖,合理应用治疗重症肌无力的有效药物,预防病情的反复。

5) 体育锻炼 重症肌无力患者不主张参加体育锻炼,如锻炼不当,可使病情加重,甚至诱发危象,故以多休息为佳。

(5) 重症肌无力患者的性生活

1) 重症肌无力对性功能和性欲的影响 由于肌肉软弱无力、容易疲劳、情绪悲观低落等原因,重症肌无力患者的性功能通常存在不同程度的障碍。治疗疾病所应用的免疫抑制类药物都会严重损伤性腺,从而导致一系列性功能方面的障碍。

2) 性生活对重症肌无力的影响 性生活对重症肌无力有不良影响,因为过度疲劳常常是这种疾病的诱发因素之一。此外,不少泌尿生殖系统感染与性交活动有一定关系,而感染是重症肌无力的又一诱发因素。重症肌无力患者的不顺利性生活可增加患者不安、焦躁、失望,而这些情绪又进一步促使病情向坏的方面发展。

3) 性生活指导 轻症患者一般可以性交,以不感十分疲劳为度。有病的一方在性交中应扮演被动的角色,姿势以下位为宜,这可节省体力消耗,让肌肉能有足够的时间维持功能状态。重症患者如果没有性的要求,不要勉为其难,否则会加重精神压力。一般主张用相互拥抱的方法代替性交,但要注意时间不宜过长,觉得疲劳了就应该休息。配偶对此务必充分体谅。性生活前可以适量服用一些抗胆碱酯酶药物,如新斯的明、溴吡斯的明、安贝氯铵等,以助于顺利完成正常的性交过程。重症肌无力患者如果病情较重或呈进行性发展,应该避免妊娠、分娩,以免病情恶化。

(6) 禁忌或慎服

重症肌无力患者在日常生活中,应避免使用以下药物,以防病情加重。

1) 庆大霉素、链霉素、卡那霉素、新霉素、四环素、土霉素、杆菌肽、多粘菌素。

2) 异丙嗪、地西泮(安定)、吗啡、乙醚、普鲁卡因(慎用)。

3) 奎宁、奎尼丁、普鲁卡因酰胺。

沪上中医名家养生保健指南丛书

4) 箭毒、琥珀酰胆碱、氯化氨甲酰胆碱。

5) 蟾酥及其中成药,如六神丸、喉症丸等。

6) 性味寒凉的中药。

第二十章
运动神经元病

✚【疾病概况】

说话不清、吞咽困难、活动困难、呼吸困难,这些症状是运动神经元疾病的典型症状。这种患者也叫"渐冻人"。最后患者在有意识的情况下因无力呼吸而死。运动神经元病是以损害脊髓前角,桥、延脑颅神经运动核和锥体束为主的一组慢性进行性变性疾病。以肌肉萎缩、肌无力等症状为最常见。

本病病因至今不明,多于中年后起病,男性多于女性。起病隐袭,进展缓慢。患者常常伴有并发症。虽经许多研究,提出过慢病毒感染、免疫功能异常、遗传因素、重金属中毒、营养代谢障碍以及环境等因素致病的假说,但均未被证实。

运动神经元病分类包括肌萎缩侧索硬化、进行性脊肌萎缩症、原发性侧索硬化和进行性延髓麻痹。各种类型的运动神经元疾病的病变过程大多相同,主要差别在于病变部位不同。可将肌萎缩侧索硬化症看作是本组疾病的代表,其他类型则为其变型。

肌萎缩侧索硬化症多于 40～60 岁隐袭发病,表现为单和(或)双上肢(下肢)无力、肌肉挛缩、肌束颤动以及萎缩。早期多为上肢无力。具有典型上、下神经元损害的特征。①上运动神经元损伤表现:一侧肢体为主起病,逐渐发展至对侧或四肢,肌肉张力增高;腱反射亢进;有病理反射;无肌萎缩或轻度废用性

沪上中医名家养生保健指南丛书

萎缩;无肌束颤动;肌电图神经传导正常,无失神经电位。②下运动神经元损伤表现:肌肉张力降低,呈弛缓性瘫痪;肌肉因营养障碍而萎缩;因为所有反射弧都中断,浅、深反射均消失;无病理反射。同时,可影响颈、舌、咽、喉而出现延髓麻痹症状,最后躯干和呼吸肌受累,危及生命。即使病程很长,病情很重,患者始终无感觉障碍。

中医学认为出现肌肉萎缩松弛、痿弱无力,甚至肌腱挛缩,即为痿症。起病与脾肾不足,气血亏虚,湿热侵袭,肌肉失养有关。

【养生指导】

运动神经元病的养生指导原则:营养均衡,合理饮食;病后应摆正心态,勇于面对;健康生活,良好习惯;劳逸适度,适当运动;陪护尽心、尽力。

一、发病前预防

出于本病的病因和发病机制尚无确切了解,因而目前无有效的预防措施。

中医认为本病起病隐袭,一旦出现症状,主要表现为虚损之象。因此,本病主要是由先天禀赋不足,后天失养,如劳倦过度、饮食不节、久病失治等因素损伤脾胃肝肾,致气血生化乏源或精血亏耗,则筋脉肌肉失之濡养,肌萎肉削,才发生本病。

开展体育锻炼增强体质,避免罹患感染性疾病;保护环境,避免有害金属污染,提高饮用水质量;饮食起居有规律,避免过劳,年过40补益脾肾,注意养身守志,是预防疾病的基本方法。

由于本病病因不明,尚无特殊的预防措施。凡对引发本病的有关因素,如重金属接触者,应定期健康检查,尤其注意肌力改变,以便及早发现,予以早期治疗。平时应注意体质锻炼与情志调节,保持心情愉快,避免愤怒忧思等不良精神刺激。

本病多见中年之后发病,故步入中年后宜淡味独居,减少房事,饮食宜清淡,膏粱厚味、辛辣之品皆非所宜,防止造成脾肾阳虚、肝肾阴亏等脏腑功能下降。

二、发病后养护

1. 治疗

运动神经元病病因不明,无有效药物治疗,目前常用药物多为支持营养。

1) 维生素 E 和 B 族维生素口服　维生素 E 100 毫克,每日 1 次。维生素 B_6,10 毫克,每日 3 次。均口服。

2) ATP 100 毫克,肌内注射,每日 1 次;辅酶 A 100 u,肌内注射,每日 1 次;胞磷胆碱 250 毫克,肌内注射,每日 1 次,可间歇应用。

3) 抗兴奋性氨基酸毒性治疗　力如肽有抑制中枢性神经系统谷氨酸能神经传导的作用,可以增强肌力,延长肌萎缩侧束硬化患者的存活时间和推迟气管切开时间,但不能显著改善症状和根治运动神经元病。适合早期患者使用。但力如肽价格昂贵,无法广泛应用。常用剂量:成人 50 毫克,每日 2 次。

4) 针对肌肉痉挛可用地西泮(安定)2.5~5.0 毫克,口服,每日 2~3 次;巴氯芬每日 50~100 毫克,分次服。

5) 可试用于治疗本病的一些药物,如促甲状腺激素释放激素、干扰素、卵磷脂、睾酮、半胱氨酸、免疫抑制剂以及血浆交换疗法等,但疗效是否确实,尚难评估。

6) 干细胞治疗　近年来,随干细胞技术的发展,干细胞治疗已成为治疗本病手段之一,可缓解并改善病情。

7) 患肢按摩,被动活动。

8) 蜂针疗法　利用蜜蜂尾针按穴位蜇刺,能获得一定疗效。

9) 吞咽困难者,以鼻饲维持营养和水分的摄入。

10）呼吸肌麻痹者，以呼吸机辅助呼吸。

11）防治肺部感染。

2. 中医治疗

（1）药物

针对不同患者辨证论治，常用方法如下。

1）补益肝肾、健脾养胃　龟板、熟地黄、知母、黄柏、陈皮、白芍、牛膝、狗脊、杜仲、续断、菟丝子、当归、茯苓、白术、炙甘草等药材。

2）健脾养胃、养血活血　佛手、焦白术、桃仁、赤芍、红花、神曲、麦芽、山楂、炙甘草、伸筋草、珍珠母等药材。

3）滋肾益髓、健脾生肌　鹿角胶、龟甲胶、人参、黄芪、炒白术、茯苓、杜仲、牛膝、木瓜等药材。

4）培补本元、调和气血　黄芪、仙灵脾、鹿筋、海龙、海马、人参、龟甲胶、当归、杭白芍、熟地黄、枸杞子、杜仲、川断、菟丝子、锁阳、白术、薏苡仁、陈皮、牛膝等药材。

（2）针灸

按病变累及的瘫痪肌肉分布，医师进行经络辨证配穴治疗。

（3）推拿按摩

病变早期，对手部肌肉萎缩患者，进行主动、被动手肌锻炼，如分指、对指、并掌、握持、屈腕、伸腕和伸指运动。可以改善局部肌肉功能，防止关节挛缩。

（4）食疗

运动神经元病，无论患者的病情是哪种类型，饮食都是少食寒凉，多食温补。

1）不宜饮食　芥菜、绿豆、海带、紫菜、西泮菜、白菜、黄花菜、西瓜、苦瓜、冬瓜等都属寒凉食品，患者尽量避免服食。

2）适宜饮食　甘温补益食品，如小米、大枣、山楂、山药、当归、赤小豆、莲子、葡萄干、核桃仁、生姜、牛肉、羊肉、乌鸡等。纯天然蜂王浆最有利于增强自身免疫力，可改善病情、恢复功效。

甘味食物能够起到补益、和中、缓急的作用。

(5) 发病后护理

1) 鼓励早期患者坚持工作,并进行简单锻炼及日常活动。过于剧烈的活动、高强度的锻炼、用力以及过于积极的物理疗法反而会使病情加重。

2) 疾病中期讲话不清、吞咽稍困难者,宜进食半固体食物,因为流质食物易致咳呛,固体食物难以下咽。更应注意口腔卫生,防止口腔中有食物残渣留存。

3) 晚期患者吞咽无力、讲话费力,甚至呼吸困难,给予留置鼻饲以保证营养。呼吸衰竭时必须用呼吸机辅助呼吸。一旦发生呼吸道感染,必要时立即进行气管切开,便于清除气管内分泌物,借助器械以维持呼吸功能。

4) 因肌肉萎缩影响日常活动的患者,应尽早使用保护及辅助器械,防止受伤并保持适当的活动量,给病变组织以适当的刺激,促使其对营养物质的吸收和利用,尽可能地延缓病情进展,延长生命。

5) 平时注意调畅情志,保持心情愉快。饮食宜富含蛋白质及维生素,足量糖类及微量元素,以保证神经肌肉所需营养,有益于延缓病情进展,可减少并发症的发生。

(6) 气管切开术后的处理

因呼吸肌麻痹无法维持正常呼吸的病者,必须气管切开使用呼吸机维持呼吸,日常护理应注意以下几点。

1) 床边设备 应备有氧气、吸引器、气管切开器械、导尿管及急救药品,以及另一副同号气管套管。

2) 保持套管通畅 应经常吸痰,每日定时清洗内管,煮沸消毒数次。术后1周内不宜更换外管,以免因气管前软组织尚未形成窦道,使插管困难而造成意外。

3) 保持下呼吸道通畅 室内保持适当温度(22℃左右)和湿度(相对湿度90%以上),可用地上泼水、蒸汽吸入,定时通过

沪上中医名家养生保健指南丛书

气管套管滴入少许生理盐水、0.05%糜蛋白酶等,以稀释痰液,便于咳出。

4) 防止伤口感染　由于痰液污染,术后伤口易感染,故至少每日换药 1 次。如已发生感染,可酌情给予抗生素。

5) 防止外管脱出　要经常注意套管是否在气管内,若套管脱出又未及时发现,可引起窒息。套管太短,固定带子过松,气管切口过低,颈部肿胀或开口纱布过厚等,均可导致外管脱出。

(7) 家庭照顾常识

1) 住房空间的摆设,应调整得更有秩序,房间用具易简单、易清洁、易刷洗。

2) 房门宜靠近盥洗室。

3) 设置叫人铃。

4) 房间的光线、通风、温度都应考虑。

5) 房间内设置日历、时钟、收录音机、电视机,可促进患者与外界的交流,避免患者感觉与社会疏离。

6) 活动与运动　当患者能完全处理自身日常活动时,除了注意安全、预防跌跤外,让其自己动手。病情渐进发展,患者无法独立完成日常起居活动时,可协助其完成用膳、沐浴、穿衣的活动。

7) 运动　可以预防肌无力、肌肉萎缩造成的关节僵硬、屈曲伸展困难。因此,患者需要练习一些伸展运动。若患者无法自己做,就需要家人和朋友来协助,即依照正常生理的弯曲、伸展、内外旋转、抬高、上举、提起、放下的动作。

8) 饮食　疾病造成吞咽功能障碍,需用软食、流质。如果无法吞咽,采用留置鼻胃管定时鼻饲流质食物。鼻饲时间 3 个月后,患者可以进行胃造瘘术继续营养支持。

9) 患者因为吞咽异常,影响食欲,可选择浓稠稀饭、麦片、细面、馄饨皮、蒸蛋、布丁等细、软、滑溜的食物,并少量多餐进食,避免因摄食不足,营养不足,而有其他并发症。

10）衣服　由于患者手部操作的灵敏度降低,扣纽扣、拉拉练成了困难动作。衣裤的选择应以柔软、吸汗、保暖宽松为宜,纽扣、拉练可用松紧带或沾粘带取代,或以全罩式衣裤着装。

11）疾病让患者渐渐无法自理身体的清洁,在未完全卧床之前,仍然是在浴室沐浴最方便。

12）完全卧床时,依身体的情况,做手、足、背、胸、阴部等部位清洁。将棉被换成毛巾被。用大毛巾或毛巾被盖住要擦洗的部位。水温要比体温高,水温 40～43℃。勿在饭前或饭后 1 小时内清洁。擦洗的动作需敏捷。冬天或皮肤干燥患者,清洁身体后要以乳液擦拭保护。

13）咳嗽有痰　患者口水多,吞咽不易,讲话困难,口腔异味重,可以用稀释的过氧化氢溶液(双氧水)或市售的漱口水代为清洁。

14）排泄的照护

腹泻:每日排泄 3 次以上水样便,即是腹泻。将腹部保暖,并卧床休息;给大量水分,并且暂不进食;依医师的指示服药;多次腹泻会使肛门周围皮肤红痛,甚至破皮,排便后以细软的纸轻拭肛门,再以温水擦拭清洁肛门;如有持续腹泻,伴有发热,应立即送医就诊。

便秘:每日 1 次坐马桶上,以培养排便习惯;日常活动,如运动或被动运动,来促进肠蠕动;轻柔的腹部按摩;受饮食的质地限制,另请医师开些软便剂或纤维素,并配合较多的水分;必要时,以甘油灌肠;排泄完毕,同样要清洁肛门。

小便:男患者可用尿壶或绑上尿套使用。切记每次便溺后,尿道口和便器均要清洁;女患者可以尿布套或纸尿布使用,同样每次更换后均要清洁,并注意保持干燥;必要时,才使用导尿管,虽然处理较为方便,但造成尿路感染的机会也增加了。

15）卧床者的按摩和翻身　患者到了完全卧床时,虽较其他疾病的卧床患者不易形成压疮,但至少每 2 小时仍须为患者

沪上中医名家养生保健指南丛书

翻身、叩背及按摩。左侧卧时,枕头或垫子垫在右侧的背、腰后方,而右腿骑跨枕头上,以免压着下方的左腿;平躺时,双膝窝及足跟下垫个软枕;右侧卧时,左背、腰处垫上靠垫。如此就有3个位置可以轮流翻动,而不致以同一姿势造成血液循环不良,形成压疮;使用气垫床,也是避免压疮的一种方法,但仍然需要翻身、扣背。

翻身的同时,要顺势为患者叩背,可以将手掌微弓起,让掌心弓成一个窝状,拍击患者的背部,由下往上拍,这样可帮忙患者咳出较深部的痰。

轻柔的按摩动作,头、颈、肩、手、脚,顺势做下,不但让患者放松,感觉舒服,更能感受照顾者的这份爱心。

16) 注意点　运动神经元病迄今病因未明,目前尚无特效措施能阻止病情进展,患者往往在后期出现并发症。但若能精心护理,加强对症支持综合治疗,就能较大限度缓解症状、延长生命。劝告患者及其亲属,因本病诊治专科性较强,发病后应到有条件的神经疾病专科诊治,切勿病急乱投医,轻信社会游医,以免误诊、误治,浪费钱财。